Ulrike Sammer

Halten und Loslassen

Die Praxis der Progressiven Muskelentspannung

Patmos Verlag

VERLAGSGRUPPE PATMOS

PATMOS
ESCHBACH
GRÜNEWALD
THORBECKE
SCHWABEN

Die Verlagsgruppe
mit Sinn für das Leben

MIX
Papier aus verantwortungsvollen Quellen
FSC® C095359
FSC
www.fsc.org

Für die Schwabenverlag AG ist Nachhaltigkeit ein wichtiger Maßstab ihres Handelns. Wir achten daher auf den Einsatz umweltschonender Ressourcen und Materialien. Dieses Buch wurde auf FSC®-zertifiziertem Papier gedruckt. FSC (Forest Stewardship Council®) ist eine nicht staatliche, gemeinnützige Organisation, die sich für eine ökologische und sozial verantwortliche Nutzung der Wälder unserer Erde einsetzt.

Bibliografische Information der Deutschen Nationalbibliothek
Die Deutsche Nationalbibliothek verzeichnet diese Publikation in der Deutschen Nationalbibliografie; detaillierte bibliografische Daten sind im Internet über http://dnb.d-nb.de abrufbar.

4. Auflage 2013

www.patmos.de

Umschlaggestaltung: Finken & Bumiller, Stuttgart
Umschlagabbildung: daniel.schoenen/photocase.com
Druck: Himmer AG, Augsburg
Hergestellt in Deutschland
ISBN 978-3-8436-0151-1

Inhalt

Vorwort

Liebe Leserinnen und Leser!

Im Jahr 1997 kam zum ersten Mal mein Buch „Halten und Loslassen“ heraus. Mittlerweile sind viele Jahre ins Land gezogen. „Entspannung“ ist schon lange kein Fremdwort mehr. Zahlreiche Ratschläge in Zeitschriften und Büchern befassen sich mittlerweile damit, der heutigen hektischen Welt gezielt etwas entgegenzusetzen. Der Leistungs- und Zeitdruck hat zugenommen und die Außenreize überfluten unsere Wahrnehmung noch mehr, als das früher der Fall war. Die Psyche kann sich kaum ausruhen, regenerieren und wieder neue Kraft schöpfen. Das Resultat sind Menschen, die erschöpft oder sogar ausgepumpt sind, die keine Energie mehr haben. Der Begriff „burnout“ ist heute in aller Munde. Dieses „Ausgebranntsein“ wurde zur Krankheit unserer Zeit ernannt – im Jahr 1997 war burnout noch relativ unbekannt.

Das Vorwort, das ich damals schrieb, hat trotzdem heute noch seine Gültigkeit. Ich schrieb unter anderem:

„Ich möchte Ihnen eine sehr hilfreiche Methode vorstellen, aber darüber hinaus auch einige Gedanken über die Progressive Muskelentspannung und ihre Anwendungsbereiche mit Ihnen teilen. Vielleicht werden Sie sich in einigen Problemkreisen wiederfinden und das Bedürfnis verspüren, in der einen oder anderen Richtung an sich zu arbeiten. Mein Ziel war es, eine möglichst konkrete und ausführliche Anleitung zum Erlernen und zur Vertiefung der Progressiven Muskelentspannung zu erstellen. Dennoch will dieses Buch nicht einen von Ihnen persönlich absolvierten Kurs ersetzen. Wenn Sie irgendwo die

Möglichkeit haben, so besuchen Sie einen Kurs für Progressive Muskelentspannung und achten Sie darauf, dass Ihr(e) Kursleiter(in) individuell auf Ihre spezielle Situation eingeht, denn Ihre persönlichen Probleme benötigen vielleicht einen maßgeschneiderten Lösungsversuch.

Auch wenn Sie mit diesem Buch arbeiten, so möchte ich sie ermuntern, mit Möglichkeiten zu experimentieren und Ihren unverwechselbaren, eigenen Weg zu finden, der Ihnen im Alltag wirklich hilft. Dazu gibt es verschiedene Entspannungslängen und -fassungen, sowie den Einsatz von individuellen Leitsätzen. So bietet die Progressive Muskelentspannung zum einen ein sehr hilfreiches Konzept, zum anderen genügend Raum für Ihre persönliche Gestaltung. Suchen Sie sich die speziell für Sie passenden Tipps heraus!"

Nun – mein Ziel ist es nach wie vor, eine Methode zu vermitteln, die so einfach anzuwenden ist, dass sie mühelos in den Alltag integriert werden kann. Erstaunlicherweise hat sich zwar die Anzahl derer, die dringend kleine Auszeiten während des Tages brauchen würden, sehr vermehrt, aber die Zahl der Praktizierenden von Entspannungsübungen ist nicht in gleichem Ausmaß größer geworden. Ich kann Ihnen aber versichern, dass diejenigen, die Entspannung in ihr Leben integriert haben, mit ihrer Kraft nun optimaler umgehen können.

Alle Menschen, die ich durch die Vermittlung der Progressiven Muskelentspannung in mehr als 35 Jahren kennen lernen durfte und die mir wichtige Rückmeldungen gaben, haben mir sehr geholfen, die Methode möglichst praxisnah zu gestalten. Ihnen allen mein großer Dank!

So wünsche ich mir und Ihnen, liebe Leserinnen und Leser, dass Sie durch die Lektüre des Buches zu mehr Ausgeglichenheit, größerer Gelassenheit und einem effektiveren Einsatz Ihrer Energie kommen!

Wien 2011 *Ulrike Sammer*

I Die Methode der Progressiven Muskelentspannung

1 Der Weg zur Entspannung

1.1 Wozu brauchen wir Entspannung?

Der Mensch ist ein wundervoll angelegtes Wesen.

Körper und Psyche greifen in einer sehr komplexen Weise ineinander. Viele der Wirkmechanismen in diesem System wurden bereits von den verschiedenen Sparten der Medizin und Psychologie erkannt und analysiert, andere aber sind noch absolut unerforscht. Daher gibt es noch viele Rätsel zu lösen.

Wieso aber braucht dieses Wunderwerk so etwas wie eine willentliche Entspannung, die es erst mühsam erlernen muß? Nun – der Mensch lebte einst in einer reizarmen, gesunden Umgebung. Sein Tag- und Nachtrhythmus richtete sich nach dem natürlichen Licht. So bekam er ganz bestimmt genug Schlaf, um sich immer wieder von den Strapazen des Tagwerks zu erholen. Er hatte in seinem einfachen Leben auch genügend körperliche Bewegung, um alle möglichen Spannungen kurzzeitig abzubauen. Wenn es eine Bedrohung gab in Form von wilden Tieren, Naturkatastrophen, menschlichen Feinden und dergleichen, so sprang ein Mechanismus in ihm an, der ihn binnen kürzester Zeit auf die höchste Achtsamkeitsstufe brachte. Wir erleben diese Einrichtung auch jetzt noch bei freilebenden Tieren, die binnen Sekundenbruchteilen vom Dösen auf «Achtung» umschalten: Körperhaltung, Aufmerksamkeit, Wachheit, Kreislauf, Atmung, Gefäßsystem – alles ist in einem Alarmzustand und macht das Wesen fähig, schnell und zielgerecht zu reagieren. Wenn die Gefahr vorbei ist, beruhigt sich der ganze Organismus langsam bis zum Ruhezustand, in dem wieder Kraft aufgetankt wird.

Wie hat sich unser Leben aber seit dieser Zeit verändert! Alle Einflüsse, die den Menschen früher zeitweise in Alarmbereitschaft brachten, sind nun fast dauernd vorhanden: Lärm von allen Seiten und aus der Luft, vielfältigste verwirrende Gerüche, undefinierbare Geräusche von überall her, eine Unzahl von Eindrücken, die auf die Augen einwirken, Umweltgifte, die sich unbemerkt einschleichen und Veränderungen verursachen. Da gibt es aber auch eine Fülle von Reizen, die nicht den Sinnen, sondern der Seele zusetzen, wie alle möglichen Katastrophen, die uns durch Zeitungen, Fernsehen, Kino etc. zugeliefert werden. Auch der Beruf und der moderne Haushalt bilden eine Daueranforderung. Unsere Ansprüche ans Leben sind enorm gestiegen. Das heißt aber auch, daß wir ständig auf Wachsamkeit geschaltet sind, um Arbeit und Freizeitvergnügen wie Sport, Hobbys konzentriert erleben zu können. Seit der Erfindung des künstlichen Lichtes schrumpfte zudem die Nachtphase auf ein Minimum zusammen.

Wie soll unser Organismus, der bekanntlich zu jedem kleinsten Evolutionsschritt viele Jahrtausende braucht, mit diesen Einflüssen zurechtkommen? Der einzige Weg heißt entspannen, die Über-Spannung ableiten, sich stärken und dann wieder zu einer gesunden mittleren Spannung zurückfinden.

1.2 Was ist Entspannung?

Viele Menschen verstehen unter Entspannung Ablenkung von der drückenden Alltagslast durch allerlei Freizeitvergnügen. So wird vor allem an Sport, Lesen, Kino, Fernsehen und Treffen mit Freunden gedacht. Ein geringer Teil der Menschen weiß, daß es nicht nur die Vermehrung an Außenreizen und das heitere Kontrastprogramm gibt, um sich wieder besser zu fühlen. Sie sind aus eigener Erfahrung überzeugt, daß auch der umgekehrte Weg sinnvoll ist: ein Vermindern der Impulse von außen, ein Stillwerden und Zu-sich-Kommen. Gerade in unserer hektischen, lauten

Zeit sind alte beschauliche Methoden (wie die Meditation), die früher zum religiösen Alltag gehörten, ins Hintertreffen geraten. Doch neuere Wege der leisen leibseelischen Entspannung wie die Progressive Muskelentspannung werden von gesundheitsbewußten Menschen immer mehr eingesetzt. Wenn wir hier von Entspannung sprechen, meinen wir den Weg zu innerer Ruhe und zu seelischer wie auch körperlicher Ausgeglichenheit.

Auch Edmund Jacobson, der Erfinder der Progressiven Muskelentspannung, war mit dem Problem konfrontiert, daß der Begriff Entspannung zu Beginn unseres Jahrhunderts gar nicht verstanden wurde. Es gab damals in der westlichen Welt noch keine rechte Vorstellung von Spannung und Entspannung. Beides wurde kaum wahrgenommen oder mit anderen Worten (wie Angst, Überreizung etc.) belegt. Jacobson mußte erst eine Art Entspannungskultur bilden. Schließlich konnte er seiner amerikanischen Leserschaft plausibel machen: Spannung ist das anstrengende Halten der Verkürzung von Muskelfasern, während Entspannung die direkte Umkehrung dieser nervösen Erregung ist. Entspannung ist die Abwesenheit von Nerven- und Muskelimpulsen, oder einfacher ausgedrückt: Entspannung ist «Lokkerlassen». Jacobson mußte also erst klar machen, was Entspannung nicht ist, und mußte darauf vertrauen, daß seine Klienten spüren lernten, was sie ist und wie sie sich anfühlt.

Im letzten halben Jahrhundert wurde Entspannung allerdings durchaus ein Begriff. Der heutige Mensch kann sich seelische und körperliche Ausgeglichenheit zumindest vorstellen – auch wenn er manchmal nur einige der Merkmale bei sich kennt (zum Beispiel die Beruhigung von Atem- und Herztätigkeit, die Abnahme der Spannung in der Muskulatur, eine größere psychische Gelassenheit oder geistige Frische).

Mit dem Aufkommen der Streßforschung wurde die Über-Spannung in zunehmendem Maße als Ursache vieler psychischer und körperlicher Erkrankungen erkannt. Mit dieser Einsicht kamen Entspannungsverfahren mehr zu Ehren. Heute können wir auf etliche Jahrzehnte intensiver Erforschung verschiedener Entspannungsmethoden zurückblicken. Es gilt daher als gesichert, daß Entspannung ein wirkungsvolles und nebenwirkungsfreies «Heilmittel» ist.

1.3 Wie fand und entwickelte Edmund Jacobson die Progressive Muskelentspannung?

Der amerikanische Physiologe Edmund Jacobson begann 1908 an der Harvard Universität zu forschen. Er untersuchte an vielen Patienten den Zusammenhang zwischen Angst und Spannung. 1929 beschrieb er erstmalig seine Forschungsreihen und kam zu dem Schluß, daß das Gefühl der Spannung, das ihm von seinen Patienten berichtet wurde, stets von Muskelkontraktionen begleitet war. Diese Spannung trat regelmäßig auf, wenn die Patienten Angst hatten.

Jacobson suchte nun nach einer Möglichkeit, die Angst zu lindern, und erkannte, daß eine Methode, die Muskelspannung beseitigt, gleichzeitig auf wunderbare Weise die Angst zum Verschwinden bringt. Er konnte damit beweisen, daß ein Gefühl (nämlich die Angst) eine körperliche Reaktion hervorruft. Und nicht nur das: Er zeigte, daß man den umgekehrten Weg gehen kann, um das quälende Gefühl von Angst zu reduzieren und schließlich aufzulösen. Jacobson hat somit sehr schlüssig den von Laien manchmal noch immer geleugneten engen Zusammenhang zwischen Körper und Psyche aufgezeigt.

Das heißt, man beeinflußt die Psyche durch die Beruhigung des Körpers, oder anders gesagt: Körperliche Entspannung ist unvereinbar mit Angst! Es gibt nur den einen oder den anderen Zustand! Das war und ist eine bahnbrechende Erkenntnis in unserer westlichen Welt.

Angst war also der Ausgangspunkt. Wir werden sehen, daß sich viele andere Ursachen im Laufe der Zeit dazugesellten. Jacobson stellte fest, daß es vermutlich kein allgemeineres Heilmittel auf der Welt als die Ruhe gibt. Somit kam er von einer ganz anderen Seite, nämlich der wissenschaftlichen, zum gleichen Schluß wie die alten Kulturen, die mit ihren jahrhundertelang erprobten Meditationstechniken Körper und Geist ins Gleichgewicht brachten. In seinen Untersuchungsreihen konnte Jacobson feststellen, daß selbst die bloße Vorstellung bestimmter Vorgänge kleinste muskuläre Spannungen erzeugt (die im Alltag gar nicht wahrgenommen werden), die wiederum die Gefühle beeinflussen.

Es war ihm daher ein Anliegen, durch Training die Wahrnehmung der sogenannten «Muskelsinne» zu fördern und die Spannung frühzeitig zu beseitigen. So sollte der Patient seinen Körper immer genauer kennenlernen, ihn differenziert spüren und in der Lage sein, durch die Progressive Muskelentspannung schrittweise fortschreitend (also progressiv) jede widrige Spannung zu beseitigen. Dieses Gedankengut war zu jenem Zeitpunkt und in jener Gesellschaft bemerkenswert emanzipatorisch. Jacobson verzichtete ganz ausdrücklich auf suggestive Elemente bei seinen Übungen. Er betont in seinem Werk (das 1938 herauskam), daß er den trainierten Patienten unabhängig machen will, so daß er sich selbst jederzeit allein entspannen kann. Das Lernziel war (und ist) also die Fähigkeit, eigenverantwortlich und bewußt auf die Spannungen einzuwirken und sie loszulassen.

Jacobsons Grundverfahren war aber enorm umfangreich. Es waren damals 56 Sitzungen zu je einer Stunde vonnöten, um sie zu erlernen – ein Ausmaß, das in unserer heutigen Zeit vermutlich schwer durchführbar wäre.

Später versuchten einige Wissenschaftler (allen voran Joseph Wolpe), den Zeitaufwand für die Progressive Muskelentspannung auf ein praktikables Maß zu reduzieren und auch in Kombination mit anderen für etliche Anwendungsgebiete nutzbar zu machen. Darüber werde ich an späterer Stelle berichten. In den Erweiterungen und Vereinfachungen blieb jedoch stets der wesentliche Kern enthalten: Der Wechsel von körperlicher Anspannung und Entspannung beziehungsweise die Konzentration auf die begleitenden Empfindungen bringt den Übenden in eine gesunde, mittlere Spannung und gleicht unangenehm abweichende Zustände aus.

1.4 Spannung und Entspannung

Entspannung kann und sollte ein fixer Bestandteil im Leben eines gesunden Menschen sein. Denn Spannung und Entspannung gehören zum Leben wie Tag und Nacht, Himmel und Erde. Ein Leben ohne zeitweilige Spannung ist schal und leer. Wir alle haben schon erlebt, wie nach einer erholsamen oder gleichförmigen Zeit alles in uns nach Nervenkitzel, Abenteuer oder zumindest nach Anforderung ruft. Und wenn es nichts anderes gibt, dann schauen wir uns zumindest einen Krimi oder Western im Fernsehen an. Die vielen derartigen Angebote zeigen, daß es offenbar wichtig für die innere Balance ist, sich manchmal ganz bewußt einer Spannung auszusetzen. Aber zuviel der Spannung ist erwiesenermaßen unerträglich und führt geradewegs in die Krankheit.

So ist weder Spannung noch Entspannung etwas an sich Gutes oder Schlechtes, sondern es kommt zweifellos auf die richtige Verteilung an. Da es aber wie immer nicht nur die beiden extremen Positionen gibt, sondern eine unendliche Anzahl von Spannungsgraden dazwischen, wollen wir einfach einen Punkt in der Mitte annehmen: eine gesunde mittlere Spannung.

Wie fühlt sich das an? Nun, wenn man Menschen darüber befragt, wie es ist, wenn sie sich wohl fühlen, dann können die meisten etwas darüber aussagen. Auch wenn sie es vielleicht selten erleben, so haben doch viele eine Vorstellung oder eine Erinnerung an einen Zustand allgemeiner Befriedigung, Gelassenheit oder Vitalität. Es gibt dieses ganz persönliche gute Gefühl. Doch obwohl wir es häufig anstreben, ist es so selten. Mit Entspannung läßt sich aber ein großes Stück dieser persönlichen Zielvorstellung erreichen. Wir können unseren Zustand beeinflussen, indem wir dem Körper und dem Geist genau das geben, was er braucht.

Ist man unteraktiviert, also irgendwie schlaff und müde, so wird der Körper durch das kontinuierliche Umschalten von Spannung auf Entspannung und wieder zurück in der Progressiven Muskelentspannung aus der Trägheit (oder dem niedrigen Blutdruck) herausgeholt, aktiviert und in eine angenehme mittlere Spannung versetzt. Ist man aber in einer Über-Spannung, der Körper vielleicht verkrampft und schmerzend, der Geist überfrachtet und der ganze Kopf schwirrt wie ein Bienenstock, so kann die Progressive Muskelentspannung das Gegenteil bewirken.

Durch das Umschalten von Spannung zu Entspannung nötigt sie den geplagten Menschen, den Zustand loszulassen, in den er sich zuvor verkrallt hatte. Dieser wird rasch und effektiv ausgeglichen, geistige Blockaden werden gelöst, körperliche Verkrampfungen gelockert, der Körper gut durchblutet und regeneriert. Schließlich erreicht man wieder eine gute Mittelspannung, die sich vielleicht am besten mit dem Gefühl vergleichen läßt, das Sie aus der Badewanne kennen: Der Körper fühlt sich angenehm durchwärmt und lebendig an. Wenn Sie nun ein feuchtes, kühles Tuch auf die Stirne legen, so werden Sie spüren, wie angenehm es ist, einen klaren, kühlen Kopf bei einem gleichzeitig warm durchströmten Körper zu haben.

Und dieses gute Gefühl läßt sich dank eines Entspannungsverfahrens, das sich in seiner Wandelbarkeit perfekt in den Alltag integrieren läßt, wie es mit der Progressiven Muskelentspannung zur Verfügung steht, jederzeit erzeugen: beim Aufgabenmachen mit den Kindern und am Schreibtisch, im Zug oder stehend an der Haltestelle, nach einer kraftraubenden Konferenz oder im Bereitschaftsdienst. Die Liste der Möglichkeiten läßt sich endlos weiterführen. Schließlich wird jeder Anwender selbst seine individuellen Einsatzgebiete erkunden. Denn die Progressive Muskelentspannung sollte ein Teil der ganz persönlichen Gesundheitsvorsorge werden.

1.5 Langsam zum Ziel

Wie kann es funktionieren, daß man sich von einem leibseelischen Zustand, nämlich der Spannung, willentlich loslöst, um über die Entspannung in diese gut balancierte, mittlere Spannung zu wechseln? Jacobson und seine Nachfolger entwickelten eine bestechend einfache und leicht zu erlernende Methode, die wir uns nun ansehen werden.

Zunächst gehe ich mit Ihnen den Weg eines interessierten Klienten: Vielleicht leiden Sie unter Nervosität, Schlafstörungen oder Problemen, die sich schwer auf Ihre Schultern legen. (Natürlich sind das nur einige der Anwendungsgebiete, darüber aber später mehr.) Mag sein, daß Sie sich in dieser Situation einem guten Freund anvertrauen. Oder Sie gehen zum Arzt, oder es flattert zufällig eine Kursankündigung in Ihre Hände. Jedenfalls erfahren Sie von der Möglichkeit, Ihre Spannungen direkt im Alltag, an Ort und Stelle, ohne große Vorbereitungen und ohne «Schonraum» zu lösen.

Haben Sie jedoch keine Gelegenheit zu einem Kurs, so schlage ich Ihnen vor, sich die Übungsfolge selbst beizubringen. Gehen Sie Schritt für Schritt vor, und lassen Sie Ihrem Körper Zeit, sich die kleinen Abschnitte nach und nach einzuverleiben. Erwarten Sie keine Blitzheilungen und Wunder. Sie haben vermutlich Jahrzehnte gebraucht, um die Spannungen zu «erwerben». Wie sollten Körper und Psyche sie so schnell loswerden? Es ist daher durchaus sinnvoll, sich nach jedem Übungsschritt (wie bei einem Kurs) mindestens eine Woche lang Zeit zum Einprägen zu vergönnen. Die Entspannung ist nichts, über das man liest, das man begreift und damit schon gewonnen hat. Ihr Organismus muß sich erst «umschulen», und das braucht entschieden länger als Ihr Gehirn zum Verstehen.

Gemessen an anderen Entspannungsverfahren ist die Gewöhnungszeit an die Progressive Muskelentspannung jedoch relativ kurz. Auch wenn es individuelle Unterschiede gibt, kann man mit einigen Wochen rechnen. Es ist aber angebracht, eine gewisse Geduld aufzubringen, denn nur längere Übung verändert nachhaltig etwas in uns.

Ich weiß aus meiner 20jährigen Praxis mit Entspannung, daß gerade Geduld eine Schwachstelle vieler nervöser, gespannter Klienten ist. Deshalb möchte ich hier gleich zu Beginn betonen: Seien Sie gut zu sich, und gönnen Sie sich diese Zeit!

Bevor Sie sich den Übungen zuwenden, sollten Sie an einige Voraussetzungen denken.

2 Voraussetzungen zum Üben

Wir wenden uns nun einigen Fragen zu, die jeden Übenden zu Beginn beschäftigen:

- Welche Haltung soll ich einnehmen?
- Welche Sitz- oder Liegeunterlagen sind zweckmäßig?
- Sollte mein Übungsraum bestimmte Bedingungen erfüllen?
- Gibt es eine Kleidungsempfehlung?
- Wann soll ich üben?
- Wie lange soll ich üben?
- Wie oft soll ich üben?

Alle diese Punkte betrachten wir nun im einzelnen:

2.1 Entspannungshaltung

Von allen Entspannungsverfahren, die ich kenne, hat mich die Progressive Muskelentspannung seit jeher wegen ihrer unerschöpflichen Wandlungsmöglichkeit besonders fasziniert. Die Methode ist im Prinzip immer und überall anwendbar. Das bedeutet: Es gibt keine verbindliche Entspannungshaltung! Es ist sogar gut und richtig, immer wieder beim Üben die Bedingungen zu verändern, um ein möglichst umfangreiches Repertoire für den späteren Einsatz zu haben. So soll es möglich sein, zum Beispiel auf dem Küchenhocker, in der U-Bahn, im bequemen Fernsehsessel, sitzend oder stehend an der Haltestelle, im Bett liegend oder vor der Tür des gefürchteten Chefs zumindest eine Kurzentspannung zu machen. Die Entspannung soll mit geschlossenen oder mit offenen Augen möglich sein. Gerade das Prinzip der häufigen Verwendungsmöglichkeit im Alltag verbietet es nahezu, sich an eine klassische Haltung besonders zu gewöhnen.

Selbstverständlich entwickelt jeder eine Lieblingshaltung beim Üben, in der es ihm am leichtesten fällt, sich in die Entspannung sinken zu lassen. Manchen gelingt es im Liegen am besten, anderen locker aufrecht auf dem Sessel, wieder andere mögen den Liegestuhl am liebsten. Nahezu alle ziehen die geschlossenen Augen vor. Eine solche Lieblingshaltung ist eine Falle, denn sie verführt dazu, immer wieder und immer öfter diese Stellung einzunehmen. Daher ist es absolut ratsam, ganz bewußt auch manchmal eine etwas unbequemere Haltung einzunehmen, um (wie gesagt) sein großes Repertoire aufrechtzuerhalten.

Ihre eigene innere Stimme mit ihren Anweisungen soll die einzige Konstante für Sie sein. Sie ist immer und überall zur Hand und einsatzbereit: auch vor und nach Gesprächen mit schwierigen Menschen, in beengenden und beklemmenden Situationen, vor und nach besonderen Leistungsanforderungen und dergleichen. Die Haltung bei der Entspannung kann aber den Gegebenheiten angepaßt werden.

Manche, vor allem extravertierte Menschen, die stark auf Außenreize ansprechen, brauchen einige Zeit, sich an die Entspannung mit offenen Augen (die in Gesellschaft angebracht ist) zu gewöhnen. Wir haben beim Üben dazu zwei Möglichkeiten:

- Der Blick wird auf ein kleines Gebiet vor einem oder nahe der Füße gerichtet. Das Umherschauen ist zu vermeiden. Bald ermüdet dabei das Auge, das Bild verschwimmt, und das Umschalten von außen nach innen gelingt ohne Schwierigkeiten.
- Man übt den «weichen Blick», oder, wie man in Österreich sagt, «ins Narrenkastel zu schauen». Das bedeutet, daß man selbst bei sich bewegenden, offenen Augen die Außenwelt kaum wahrnimmt. Das Bild ist auf «unscharf» gestellt, und man ist ganz in seiner Innenwelt versunken. Manche Men-

schen sind wahre Meister in dieser Fertigkeit. Sie haben schon als Kinder in der Schule geübt, wie man den Lehrer groß und scheinbar aufmerksam anschaut und dennoch ganz in seinen Träumereien aufgeht. Sie haben nun einen «Übungsvorteil». Für alle anderen: Das Umschalten der Aufmerksamkeit von außen nach innen läßt sich durchaus üben – probieren Sie es nur aus!

2.2 Das Üben im Sitzen

Wie schon gesagt, gibt es den Alltagssituationen entsprechend eine Fülle von Haltungen, die möglich und zulässig sind. Einiges ist jedoch trotzdem zu beachten.

Fangen wir oben, beim Kopf, an: Er kann entweder angelehnt, gerade auf der Wirbelsäule «aufgesetzt» oder leicht nach vorne gebeugt sein. In allen diesen Haltungen ist Entspannung möglich und angenehm. Vermeiden Sie jedoch, den Kopf extrem nach hinten fallenzulassen. Wenn auch diese Stellung in manchen älteren Büchern vorgeschlagen wird, so entspricht sie nicht den heutigen medizinisch-physiologischen Erkenntnissen. Nervenenden in den Halswirbeln und wichtige Blutgefäße, die den Kopf versorgen, können so in ihrer Funktion behindert werden und Beschwerden verursachen.

Der Körper selbst kann je nach Sitzmöbel bequem angelehnt oder aufrecht sein.

Die Arme und Hände legen Sie auf die Armlehnen, auf Ihren Schoß oder auf den Bauch – ganz, wie es Ihnen angenehm ist. Sie sollen einander jedoch nicht berühren.

Zu den Beinen und Füßen ist zu sagen, daß sie niemals überkreuzt oder sonstwie verschlungen sein sollen. Sie stören einander sonst gegenseitig in den Empfindungen und in ihrem Energiefluß. Stellen Sie daher die Füße bequem auf den Boden, so daß beide gut «geerdet» sind, das heißt mit der ganzen Sohle Kontakt mit dem Untergrund haben.

Die Knie sollten keinesfalls «ladylike» zusammengepreßt werden. Diese Haltung erzeugt eine unnatürliche Spannung im ganzen Körper. Probieren Sie aus, welche Kniestellung Ihnen die beste Entspannung erlaubt (meistens ist ein Zwischenraum von mindestens einer Handbreite am angenehmsten). Sehr enge oder sehr kurze Röcke sind dabei mitunter von Nachteil.

Die Entspannung im Sitzen beginnen Sie so:

- Setzen Sie sich auf irgendeinen Sessel oder Hocker.
- Suchen Sie sich eine bequeme Stellung.
- Lassen Sie die Arme oder Hände gut aufliegen.
- Stellen Sie die Beine entspannt nebeneinander, und stellen Sie die Füße gut auf den Boden. (Möglichst flache oder keine Schuhe sind dabei eine Erleichterung, im Alltag aber nicht unbedingt erforderlich.)
- Schließen Sie die Augen, oder stellen Sie Ihren Blick auf «unscharf».

2.3 Das Üben im Liegen

Viele Klienten lieben das Üben im Liegen. In der Tat entspannt man sich im Bett, auf einer Matratze oder Decke relativ leicht, ist doch der Körper von jeher auf Entspannung in der Liegeposition programmiert. Tatsächlich sollte diese Form aber dem besseren Ein- oder Durchschlafen vorbehalten bleiben. Wer allzuoft im Liegen übt, wird Mühe haben, sich in allen anderen Alltagssituationen gleichermaßen und praktisch «auf Knopfdruck» zu entspannen. Jacobson und etliche Autoren nach ihm propagierten das Trainieren im Liegen als die Hauptform. Ich möchte mich (auf Grund meiner Erfahrung) in diesem Punkt ganz bewußt davon absetzen.

Selbst wenn Sie zu den Privilegierten gehören, die die Möglichkeit haben, zu Hause oder im Urlaub für die kleine Zwischendurchentspannung irgendeine Liege zu verwenden – wechseln Sie ab (auch mit unbequemeren Positionen)! Sie erweitern somit Ihr Repertoire!

Ich möchte aber nicht all jene vergessen, die bettlägerig sein müssen. Für sie kann die Entspannung ein Rettungsanker und das Mittel der Wahl sein, um auch bei geringen Bewegungsmöglichkeiten Abhilfe bei ihren Schmerzen, Verspannungen und Ängsten zu schaffen.

Die Haltung im Liegen ist denkbar einfach: eine entspannte Rückenlage. Auch hier sollen die Arme und Hände beziehungsweise die Beine und Füße einander nicht berühren. Die Hände können neben dem Körper liegen oder auch auf dem Bauch, je nach Gewohnheit. Die Beine liegen locker auf der Unterlage. Manche Menschen haben ein Bedürfnis nach einer Unterstützung unter den Knien oder im Kreuz. Hier ist es sinnvoll, mit zusammengerollten Handtüchern und dergleichen zu experimentieren, bis eine wirklich entspannte Haltung möglich ist. Fast alle wünschen ein kleines Kissen unter dem Kopf. Auch dabei sollte die Höhe sorgfältig ausgewählt werden, um alles Störende auszuschalten.

Und so beginnen Sie:

- Legen Sie sich entspannt in Rückenlage auf Ihre Unterlage.
- Rücken Sie sich die benötigten Unterstützungen zurecht.
- Legen Sie Arme und Beine locker auf.
- Schließen Sie die Augen (denn zumeist wollen Sie ja in dieser Position einschlafen).

2.4 Das Üben im Stehen

«Entspannen im Stehen» klingt zunächst ungewöhnlich. Trotzdem ist es sehr zweckmäßig, zumindest die Kurz- oder Teilentspannung im Stehen geübt zu haben, da wir immer wieder in die Situation kommen, sie sinnvoll einzusetzen. Gerade Wartezeiten (zum Beispiel auf Verkehrsmittel oder Öffnungszeiten) sind ideal zum Entspannen. So nützt man die Zeit für die Gesundheit und hat nicht das Gefühl, sie sich «stehlen» zu müssen.

Ebenfalls sehr angebracht sind Kurzentspannungen unmittelbar vor aufregenden Momenten wie heiklen oder unangenehmen Unterredungen, vor der Tür eines Prüfers oder bevor man einen Vortrag hält. Die Außenbedingungen sind in dieser Situation denkbar ungünstig: Man kann sich weder einen ruhigen Ort aussuchen, noch kann man die Kleidung lockern oder die Schuhe ausziehen.

Dennoch – versuchen Sie es:
- Stellen Sie sich mit beiden Beinen gut auf den Boden (in etwa Schulterbreite haben Sie den sichersten Stand).
- Drücken Sie die Knie keineswegs extrem durch, denn das erzeugt eine zusätzliche Spannung im Körper.
- Wenn es irgendwie möglich ist, legen Sie Taschen, Schreibunterlagen etc. weg, um nicht einseitig belastet zu sein.
- Lassen Sie die Arme locker hängen, oder stecken Sie sie in die Jacken- oder Hosentaschen.
- Stellen Sie Ihren Blick auf «unscharf», und schon können Sie mit der später vorgestellten «Entspannung in der Vorstellung» beginnen.

2.5 Die Sitz- oder Liegeunterlagen

Wie schon öfters betont, sollten alle möglichen Unterlagen den Geübten zur Entspannung einladen. Welches ist aber der ideale Sessel für die Lernphase?

Nun – es gibt ihn nicht, sondern Sie müssen ihn finden! Große und kleine, dicke und dünne Menschen haben einen ganz verschiedenen Körperbau und dadurch bedingt andere Sitzbedürfnisse. (Ich habe aus diesem Grund auch in meiner psychologischen Praxis auf Einheitlichkeit verzichtet und stelle in den Entspannungskursen ganz unterschiedliche Stühle zur Verfügung.) Vielleicht ist es ein erster Schritt, achtsamer mit sich umzugehen, wenn Sie eine Expedition durch die Sessellandschaft starten und die Besonderheiten jedes einzelnen Sessels testen. Ihr persönlicher Idealstuhl sollte Ihren Rücken gut unterstützen und nirgends drücken. Vor allem aber sollte die Sitzhöhe so sein, daß Sie die Füße gut mit der ganzen Sohle aufstellen können. Wenn das nicht möglich ist, unterstützen Sie die Füße zum Beispiel mit einer zusammengerollten Decke.

Selbst die Frage nach Armlehnen ist ganz individuell zu beantworten. Manche Menschen fühlen sich in einem Sessel, der sie mit Armlehnen «umhüllt», gut und geborgen. Andere brauchen viel Luft und Bewegungsfreiheit um sich herum. Testen Sie auch in dieser Beziehung Ihre Bedürfnisse – vielleicht sind sie sogar je nach Verfassung unterschiedlich.

Bei der Nackenübung kann es zu Beginn leichter sein, eine Kopflehne zu benutzen. Wenn Sie zu Hause einen bequemen Hochlehner-Fauteuil haben, sind Sie damit gut bedient. Andernfalls reicht es auch, den Stuhl so an die Wand zu schieben, daß Sie sich mit dem Kopf anlehnen können.

Als Liegeunterlage eignet sich alles: Vom Biobett bis zur kargen Strandmatte. Je härter der Untergrund ist und je weniger er den Körperformen nachgibt, desto eher wird man möglicherweise Kopf-, Kreuz- oder Knieunterstützungen brauchen. Dazu lassen sich notfalls aber auch zusammengerollte Pullover oder Handtücher benutzen.

2.6 Der ideale Übungsraum

Für die Übungsphase ist es sinnvoll, sich vor allzu großen Außenreizen zu schützen. Wählen Sie daher einen Raum, in dem außer Ihnen niemand aus und ein geht. Nötigenfalls hängen Sie ein Schildchen mit der Aufschrift «Bitte nicht stören!» an die Türe. Das kann «Wunder» wirken. Ich habe während der Jahre, in denen ich mit Klienten Entspannung übe, schon des öfteren gehört, daß so ein Schildchen nach anfänglichem Staunen und auch manchmal Protesten eine innerfamiliäre Dynamik in Gang setzte. Erstmalig mußten Kinder oder andere Angehörige zur Kenntnis nehmen, daß jemand (meistens die Mutter) plötzlich einen minimalen Freiraum für sich reklamierte. Diese Neueinführung war bisweilen der Anfang einer absolut positiven Entwicklung. Manche Reibungsflächen, die zu gehörigen Spannungen geführt hatten, lösten sich schon allein durch diese Maßnahme langsam auf.

Wenn Sie das Telefon weder abschalten, noch dessen Bedienung delegieren können, legen Sie vielleicht ein schalldämpfendes Kissen darauf. Wie Sie später sehen werden, ist die Zeit, während der Sie den Hörer nicht abheben, oft kaum länger als eine kurze Pause. Die muß auch für Sie einmal drin sein! Wenn Sie sich diese nicht zubilligen, wählen Sie für die ersten Übungen eine Zeit, in der Anrufe relativ unwahrscheinlich sind.

Später, wenn Sie die Methode beherrschen, wird es für Sie möglich sein, sich beim Telefonklingeln während einer Entspannung kurzfristig «zurückzunehmen», zu telefonieren und allenfalls nachher wieder zu entspannen. Sie werden auch lernen, bei anderen Geräuschen förmlich die Ohren zuzuklappen. Ein normaler Alltags-Geräuschpegel wie Straßenlärm oder Stimmen aus dem Nebenzimmer sollte durchaus tolerierbar sein.

Sie können trainieren, daß es Sie jetzt nichts angeht. Zur Unterstützung kann es sehr sinnvoll sein, sich zu Beginn der Entspannung die Formel «Außengeräusche ganz gleichgültig!» innerlich vorzusagen. Wiederholen Sie die Worte noch einmal, und Sie werden spüren, daß die Geräuschkulisse irgendwie von Ihnen wegrückt. Falls aber ein Preßlufthammer vor Ihrem Fenster in Aktion ist oder der Installateur im Nebenraum stemmt, dann lassen Sie das Üben lieber. Der Lärm und auch die körperlich spürbaren Schallwellen sind einfach zu stark.

2.7 Die Kleidung

Ein paar Worte über die Kleidung: Entgegen manchen anfänglichen Annahmen von Klienten handelt es sich bei der Progressiven Muskelentspannung nicht um ein Gymnastikprogramm. Daher ist es auch nicht nötig, in einer besonderen Kleidung zu trainieren. Jede Form von Alltagskleidung ist möglich. Sie sollten es sich allerdings ein bißchen bequem machen können.

Also: Lockern Sie die Krawatte, öffnen Sie nötigenfalls den zu engen Hosen- oder Rockknopf, legen Sie die zwickenden Ohrklips oder die kneifende Brille beiseite. Viele ziehen gerne die Schuhe aus, manche entfernen sogar ihre Haftschalen (vor allem, wenn sie gereizte Augen haben). Wie wir schon sahen, können enge Miniröcke einer entspannten Haltung hinderlich sein. Jede andere Kleidung ist durchaus akzeptabel.

2.8 Übungszeiten

Viele Entspannungsinteressenten fragen immer wieder, ob es besonders günstige Tageszeiten zum Üben gibt. Sie, lieber Leser, ahnen bereits meine Antwort: Es gibt sie nicht! Es empfiehlt sich durchaus, die Entspannungsübungen zu sehr unterschiedlichen Zeiten zu machen, um (wie schon mehrmals betont) das Repertoire so groß wie möglich zu halten. So können Sie ausprobieren, wann die Entspannung welche Wirkung hat, und werden vielleicht erstaunliche Erfahrungen machen.

Jedenfalls ist strikte davon abzuraten, immer nur abends im Bett zum Einschlafen zu üben, da Sie sich um alle anderen Formen bringen und Körper und Geist den angenehm wachen und erfrischten Zustand nach der Entspannung nicht vergönnen.

Wer allerdings ein größeres Schlafmanko hat, sollte vielleicht die Entspannung am frühen Morgen vermeiden. Die Gefahr, wieder einzuschlafen und dann eventuell einen Termin zu verpassen, ist relativ groß.

2.9 Die Übungsdauer

Die Meinung über die Übungsdauer hat sich nach Jacobson (der mindestens eine Stunde Übung pro Tag forderte) oft geändert. Manche der Nachfolger geben zumindest Richtmaße an: Etwa 4 bis 6 Sekunden anspannen, dann loslassen und (je nach Autor) 8 Sekunden bis 2 Minuten nachspüren.

Wie später noch genauer erläutert wird, habe ich ein emanzipatorisches Konzept erarbeitet, das dem Trainierenden auch bezüglich Dauer größtmögliche Freiheit läßt. Jeder sollte selbst erfühlen, wieviel Zuwendung genau zu diesem Zeitpunkt die jeweils angesprochene Muskelgruppe benötigt. Das bedeutet, daß statt der Quantität der Übungsdauer die Qualität der Wahrnehmung ausschlaggebend ist. Sobald man den Zustand der Muskelgruppen und die entsprechenden Körpergefühle, die mit dem Spannen und Loslassen verbunden sind, ausführlich wahrgenommen hat, kann man zur nächsten Übung weitergehen.

Ich bin mir bewußt, daß manche überkontrollierte Klienten anfangs Schwierigkeiten mit dieser Freiheit haben. So werde ich in den Kursen zu Beginn oft nach der Übungsdauer gefragt. Ich erlebe aber auch mit diesen Klienten den befreienden Vorgang, daß der Wunsch nach strikter Leitung weicht und einem Selbstvertrauen langsam Platz macht, das jedem einzelnen «sagt», wie lange es für ihn gut ist.

Für alle, die es dennoch wissen wollen: Im Durchschnitt benötigt die Standardform in der ersten Zeit etwa 25 Minuten, wobei die Zeit der tiefsten Entspannung je nach Lust und Möglichkeiten variiert wird. Später, auch mit Kenntnis der vielen verschiedenen Formen und Teilentspannungen, wird es Anwendungen von 3 Sekunden bis zu 30 Minuten und mehr geben.

2.10 Die Übungsfrequenz

Nun sind wir bei einem relativ heiklen Thema angelangt. Der Erfinder der Progressiven Muskelentspannung, Edmund Jacobson, «verordnete» seinen Patienten eine tägliche Übungszeit von einer Stunde. Ich bin sicher, daß man heute kaum jemanden zu diesem Aufwand überreden kann (es sei denn, es handelt sich um Patienten im Krankenhausalltag). Der «Normalverbraucher» der Entspannung ist daran interessiert, die Übungen irgendwie zeitsparend zwischen den gewohnten Lebensaufgaben unterzubringen. Ich halte das für legal und berechtigt. Es muß daher darum gehen, dem modernen Menschen ein praktikables Maß an Entspannung anzubieten.

Tägliches Üben ist oder wäre in der Tat ideal, um den Körper und die Psyche möglichst bald an die eigene innere Stimme, die Achtsamkeit auf sich selbst und die Umstellreaktion durch die Progressive Muskelentspannung zu gewöhnen. Wem diese Übungsfrequenz möglich ist, der tut gut daran, sie in sein Leben einzubauen. Er ist auf seinem individuell schnellsten Weg zu einer leibseelischen Verbesserung und zu größerer Gelassenheit. Wer jedoch diese Möglichkeiten nicht hat, soll nicht verzagen. Auch ein geringeres Maß und weniger Regelmäßigkeit führen zum Erfolg, allerdings nicht so schnell.

Da ich aus meiner langjährigen Erfahrung weiß, daß strikte Anweisungen oft Trotz erzeugen, vermeide ich sie. «Hausübungen» lassen oft die Schatten der Schule wieder auferstehen und sind daher gefühlsmäßig bei vielen sehr belastet. Ich versuche nun, Ihr «erwachsenes Ich» anzusprechen: Machen Sie es, wie Sie es selbst für gut und richtig finden! Das Lernen der Entspannung ist ein Übungsvorgang wie beispielsweise beim Klavierspielen. Je mehr man sich damit befaßt, desto eher wird man aus einem Anfängerstadium hervortreten und wird seine Kenntnisse flexibel einsetzen können.

3 Die Übungen der Standardform

Die progressive, also stufenweise fortschreitende Muskelentspannung nach Jacobson setzt an der Willkürmuskulatur an. Jene Muskeln, die wir ganz bewußt beeinflussen können, werden systematisch in einer bestimmten Reihenfolge zuerst angespannt, dann entspannt und die dabei entstehenden Wahrnehmungen registriert. Wie Sie sehen, geht es daher nicht um das Produzieren eines bestimmten Zustandes, sondern um die Konzentration auf das «Wie?»:

- Wie fühlt sich die Spannung an?
- Wie ist der allmähliche Übergang von Spannung auf Entspannung?
- Wie nehme ich die Entspannung wahr?

Auch der Kritische, «Ungläubige» merkt nach einiger Zeit, daß sich durch den Lernvorgang in den Übungen und die Konzentration auf die verschiedenen körperlichen Erscheinungsformen die Spannung von der Entspannung immer leichter unterscheiden läßt. Auf diese Weise können widrige Kontraktionen Schritt für Schritt besser beseitigt werden.

Die Grundübungen beziehen sich auf Muskelpartien der Arme und des Gesichts sowie auf Nacken, Brust, Bauch, Kreuz und Beine. Wir werden sie uns im folgenden einzeln anschauen. Wenn Sie dabei schon mitüben wollen, so möchte ich noch einmal betonen: Bleiben Sie ein passiver, aber doch aufmerksamer Beobachter Ihrer körperlichen Vorgänge!

Lassen Sie sich auch überraschen, wie erstaunlich schnell Sie durch das Üben des «Umschaltens» von Spannung auf Entspannung, durch das Halten und Loslassen, Fortschritte machen werden. Es ist aber keineswegs wirkungsvoller, wenn Sie Ihre

Muskelgruppen besonders stark anspannen. Verwechseln Sie bitte die Progressive Muskelentspannung nicht mit Isometrie, Krafttraining oder einer anderen Gymnastikart. Die Spannung soll gut spürbar sein, aber niemals anstrengen oder gar Schmerzen bereiten!

Ich möchte Ihnen nun die Übungen einzeln vorstellen und den Hintergrund erläutern. Letzterer hat sich mir in den zwanzig Jahren der Arbeit mit dieser Methode, aber auch durch das Studium anderer Entspannungs- und Meditationstechniken sowie Massagepraktiken eröffnet. Um allen Mißverständnissen vorzubeugen, möchte ich hier betonen, daß zwar die meisten (fett gedruckten) Anweisungen auf den Erfinder Edmund Jacobson zurückgehen, das Verständnis der Übungen aber weit darüber hinauszielt.

Lassen Sie die Erläuterungen einfach «in sich einsickern». Vielleicht ist der eine oder andere Gedanke dabei, der für Sie persönlich hilfreich ist. Wenn Sie eine kompakte Form der Anweisung suchen, so finden Sie sie danach in den Schlagworten (Seite 69).

Nachdem die Vorbereitungen (wie im vorigen Kapitel besprochen) getroffen wurden, also Entspannungshaltung, Augenschluß etc. ausgewählt sind, geht es an die Vorübung.

3.1 Einstimmung

Diese erste Sequenz ist ganz kurz und trotzdem sehr wirkungsvoll:

- **Machen Sie zwei tiefe Atemzüge!**
  Das geht so: Man atmet ein – hält die Luft kurz fest – und läßt sie dann ausfließen. Dabei ist es angenehm und sinnvoll, sich vorzustellen, daß mit dem Atem der Druck des ganzen Tages mit hinausströmt: Streß, Ärger, Kümmernisse und alles, was sonst noch das Herz beschwerte, werden hinausgeatmet. Und weil es so schön war und beim zweiten Mal

auch noch den Restdruck entfernt, machen wir es eben noch einmal.

Viele meiner Klienten haben es sich angewöhnt, diese zwei Erleichterungsatemzüge immer wieder im Alltag zu machen. Sei es nach getaner Arbeit oder aus irgendeinem anderen der vielen Gründe – nachher geht es immer ein bißchen besser weiter.

Für den durchaus häufigen Fall, daß es störende Geräusche rundum gibt, empfiehlt sich noch eine weitere kleine Maßnahme. Man sage sich den Satz

- **Außengeräusche ganz gleichgültig!**

zweimal innerlich vor.

Dieser Satz hilft, von der Geräuschkulisse abzurücken. Eine unsichtbare «Käseglocke» bildet sich rund um den Übenden. Die spielenden Kinder vor dem Fenster, das Stimmengewirr der Kollegen im Nebenzimmer, die hupenden Autos auf der Straße und der Nachbar mit der Schlagbohrmaschine sind natürlich nicht verschwunden, aber sie wurden irgendwie unwichtig. Sie gehen uns nichts mehr an! Auch dieser Satz ist (unabhängig von der Progressiven Muskelentspannung) immer wieder sinnvoll, wenn man sich bei einer Tätigkeit von außen besonders abgelenkt oder genervt fühlt.

Das gesamte Basis-Entspannungstraining ist bewußt in fünf «Portionen» geteilt, die fünf Muskelgruppen entsprechen. Es hat sich in der Praxis herausgestellt, daß es keineswegs gut ist, sich in der Lernphase mehr als eine dieser Portionen auf einmal einzuverleiben.

Schneller ist nicht besser! Lassen Sie Ihrem Körper und Ihrem Bewußtsein die Chance, zumindest eine Woche lang diese Ration zu verdauen und sich an sie zu gewöhnen!

3.2 Die Entspannung der Hände und Arme

Wir nehmen uns als erstes eine Muskelgruppe vor, die uns sehr vertraut ist: die Hände und die Arme! Ihre Bewegungen sind meist die einzigen, die wir gut beobachten. Unsere Augen ruhen oft viele Stunden im Tag auf den Händen und kontrollieren, ob sie alles richtig machen. Obwohl die Hände sehr sensibel sind, dringen viele Empfindungen nicht bis in unser Bewußtsein. Die Hände haben sowohl Kraft als auch Feingefühl. Sie können schwerste Lasten tragen und mit ihrer speziellen Feinmotorik präzise Arbeiten mit bisweilen winzigen Geräten vollführen. Sie können viele verschiedene Oberflächen und Formen unterscheiden, und ihr Temperaturempfinden ist zumeist sehr gut ausgebildet. Ähnlich der Fußreflexzonen hat der gesamte Körper in den Händen seine entsprechenden Punkte. Die Hände sind ein Abbild der ganz individuellen Ausrüstung jedes einzelnen Menschen.

Nun könnte man glauben, daß die Hände, die man ständig gebraucht, einem sehr vertraut sein müssen. Tatsächlich sehen wir aber bei den Entspannungsübungen, daß uns auch auf diesem Gebiet Überraschungen begegnen.

Da wir bei unserem bekanntesten Teil beginnen wollen, wenden wir uns der dominanten Hand zu, das heißt Rechtshänder beginnen mit der rechten Hand, Linkshänder mit der linken. Die erste Anweisung lautet:

- **Ballen Sie die dominante Hand zur Faust!**
  Sie können Ihren Unterarm durchaus entspannt auf der Unterlage liegen lassen, sofern Sie eine haben. Diese Übung betrifft ausschließlich die Hand und nicht den gesamten Arm, auch wenn sich die Spannung ein Stück in den Unterarm weiterpflanzt. Sie machen also mit Ihrer dominanten Hand eine feste Faust und halten die Spannung einige Sekunden. Dabei beobachten Sie Ihre Empfindungen in dieser Hand und allenfalls auch im Unterarm. Nehmen Sie wahr, wie sich die Spannung über Ihren Knöcheln anfühlt, wo Sie Ihren Daumen hingeben, wie Sie zudrücken, wo sich die Fingernägel eingraben ..., wie weit sich die Spannung in den Arm zieht ... Registrieren Sie die Gefühle, die allenfalls dabei hochkommen (wie Kraft oder Entschlossenheit oder Wut oder ganz anderes) ...

- **Und lassen Sie wieder los!**
  Fühlen Sie den Übergang zur Entspannung: Wie es sich anfühlt, wenn sich die Finger öffnen, das Blut wieder bis in die Fingerspitzen fließen kann ... Vielleicht verspüren Sie ein Prickeln oder Wärme ... Nun fühlen Sie in die vollends entspannte Hand! Wie liegt sie auf ... Was spüre ich ... Gönnen Sie sich das Gefühl der Entspannung in dieser Hand! Wenn innere Bilder oder Gedanken kommen, die mit dem Loslassen in Beziehung stehen, dann schenken Sie ihnen etwas Aufmerksamkeit.

Zur Intensivierung machen Sie die Übung noch einmal! Wie auch alle weiteren, soll jede Übung vor allem in der Lernphase doppelt gemacht werden. Oft brauchen die Empfindungen einige Zeit, um ins Bewußtsein zu dringen. Eine **Wiederholung** ist eine zweite Chance für diese Muskelgruppe. Mitunter lassen sich beim ersten Anspannen nur körperliche Veränderungen wahrnehmen, beim zweiten Mal kommen aber noch Gefühle hoch, die mit dem Halten und Loslassen in Verbindung stehen. Und wenn sich einmal gar nichts fühlen läßt, so registrieren Sie auch das. Es gibt kein «Nichts». Gefühllosigkeit ist auch ein Stück Körpersprache, das mit Sicherheit an diesem Tag seine Berechtigung hat.

Die eben beschriebene zweifache Übung hat sich zwar lange angehört, hat aber in Summe kaum mehr als eine Minute beansprucht. Die Phase der Spannung dauert etwa 5 bis 8 Sekunden, jene der Entspannung 10 Sekunden bis maximal eine halbe Minute. Verstehen Sie diese Angaben aber nur als sehr grobe Richtwerte. In meinen Kursen vermeide ich es überhaupt, irgendwelche Zeitangaben zu geben, sondern vertraue dem Gefühl der Teilnehmer, selbst in einen guten und passenden Rhythmus zu kommen. Ich meine, daß man sich die Möglichkeit geben sollte, die Entspannungsübungen jeden Tag maßgeschneidert zu machen. Und da gibt es sicher Muskelgruppen, die heute mehr Zeit benötigen und andere dafür weniger. Morgen kann es wiederum ganz anders sein.

Und nun machen Sie das gleiche mit Ihrer anderen Hand. Die nächste Anweisung heißt also:

- **Ballen Sie die andere Hand zur Faust!**

Alles oben Gesagte gilt nun für diese zweite Hand, die meist stiefmütterlich behandelt wird. Schenken Sie ihr Aufmerksamkeit!

Wir haben eben in den zwei Übungen die dominante und die nichtdominante Hand angesprochen. Vermutlich ist Ihnen ein Unterschied zwischen beiden Seiten aufgefallen. Registrieren Sie Ihre Empfindungen. Sie können Ihnen vielleicht Aufschluß über manche Eigenarten Ihrer Persönlichkeit (in Form von Schutzpanzern oder gebremster Bewegungsabläufe) geben. Das Kapitel über die Erfahrung der Körpersprache möge Ihnen dabei helfen.

Von nun an geht es aber beidseitig weiter. Der dritte Übungsteil heißt deshalb:

- **Ballen Sie beide Fäuste!**

Diese Übung unterscheidet sich in Intensität und Assoziationen oft wesentlich von den vorherigen. Alle jene Erst-Entspanner, die meinen, beide Fäuste seien nicht mehr als die Summe der schon bekannten rechten und linken Faust, werden oft eines Besseren belehrt. Gerade das Halten und Loslassen mit beiden Händen hat eine andere Qualität, bringt andere Gefühle (wie zum Beispiel das Erleben von Wut, Entschlossenheit einerseits und Auslassen, Verlassen, Müßiggang, Ruhe etc. andererseits) als das zuvor Erlebte. Es können sich in dieser Übung nicht nur die Empfindungen verstärken – Sie haben auch eine Möglichkeit des direkten Vergleichs zwischen Ihren beiden Seiten.

Nachdem Sie Hände und Unterarme ausführlich entspannten, gehen wir zu den Oberarmen über:

- **Spannen Sie die Muskeln der Oberarme an!**

  Beugen Sie die Ellenbogen, ziehen Sie die Unterarme zu sich herauf, und drücken Sie sie gegen die Oberarme! Sie können dabei die Hände ganz locker lassen.

  Es ist für diese Übung wichtig, die Oberarme in ihrer Spannung getrennt wahrzunehmen und nicht die obligaten Fäuste zu machen, wenn es ans Spannen der Bizepse geht. Das eine hat nicht zwangsläufig etwas mit dem anderen zu tun. Es ist eines der besonderen Verdienste dieser Methode, Spannungen, die häufig miteinander «produziert» werden, ganz bewußt zu differenzieren. Die Oberarmübung ist besonders gut geeignet, solche Koppelungen bei sich aufzuspüren. Beobachten Sie:

- Was spannt sich unwillkürlich mit?
- Halte ich die Luft an?
- Beiße ich die Zähne zusammen?
- Ziehe ich die Schultern hoch?

Wenn einer dieser Punkte (oder auch ein anderer, ganz persönlicher) zutrifft, dann lösen Sie diese Spannung! Sie sind einem Ihrer Energieräuber auf der Spur! Es ist an der Zeit, Ihren Körper zu lehren, daß man bei jeder dieser Übungen durchaus weiteratmen kann. Auch alle anderen Verspannungen, die nicht die Oberarme betreffen, sind im Moment fehl am Platze. Also – weg damit!

Nachdem Sie ein paar Sekunden, ohne sich zu überanstrengen, die Oberarme spannten,

- **lassen Sie wieder los!**
  Die Arme sinken wieder locker auf die Unterlage, und Sie beobachten, wie sich die Entspannung in dieser Region anfühlt.

So lernen Sie mit der Zeit, die Qualität der Spannung ganz klar von jener der Halbspannung und Entspannung zu unterscheiden. Natürlich machen Sie auch diese Übung zur Verstärkung noch einmal.

Wir haben die Arme in ihre Teile zerlegt, um sie differenziert wahrzunehmen. Nun ist es an der Zeit, die Teile wieder zusammenzufügen:

- **Drehen Sie Ihre beiden Hände so, daß Ihre Handflächen nach oben zeigen. Drücken Sie Ihre Arme ganz fest durch. Sie haben nun eine Spannung von den Fingerspitzen bis zu den Schultern!**

Sie lassen sozusagen die Ellenbogen wie ein Scharnier einrasten und fühlen Ihre Arme wie gespannte Bogen. Und dann lassen Sie wieder los. Die Arme können in ihre bequeme Ausgangslage zurückgleiten. Beobachten Sie nun Ihre Empfindungen in den gesamten entspannten Armen, auch die kleinsten Veränderungen.

Wiederholen Sie die Übung, und

- **genießen Sie schließlich das Gefühl der Gelöstheit in Ihren Armen.**

Das Blut kann nun die entspannte Muskulatur gut durchfließen und Ihre Arme versorgen. Vielleicht spüren Sie es wie eine angenehm warme Welle bis in die Fingerspitzen. Ihre Arme sind nun ganz entspannt.

Wenn Sie an dieser Stelle mit Ihren Entspannungsübungen für heute aufhören wollen, dann stellen Sie sich noch vor, wie die Entspannung, die Sie in Ihren Armen spüren, weiterfließt und sich im ganzen Körper ausbreitet. Ein behagliches Gefühl wird überall dorthin gehen, wo Sie es heute dringend brauchen.

Um abschließen zu können, lesen Sie noch die Abschnitte über die 10 Atemzüge und das Zurücknehmen (Kap. 3.8/3.10).

3.3 Die Entspannung des Gesichts

Das Gesicht ist der beste sichtbare Spiegel vieler Spannungen. Die Falten und Fältchen sind fast wie ein Inhaltsverzeichnis aller persönlichen Nöte und Irritationen. Natürlich sieht man im Gesicht nicht nur die Schattenseiten der vergangenen Jahre, sondern durchaus auch positive Züge wie Güte und Humor zeichnen sich ab. Wir können uns allerdings nicht aussuchen, welche der Persönlichkeitsmerkmale in unserem Gesicht abgebildet sein sollen und welche wir lieber verstecken wollen. Die individuelle Mimik, die Sprache unserer Gesichtsmuskeln, fragt nicht, bevor sie sich eingräbt. Nun ist aber Gesichtsentspannung keineswegs nur eine Sache des besseren Aussehens, wenn sich auch viele ein gelöstes, zufriedenes, strahlendes Gesicht wünschen. Primär wollen wir die Energieblockaden um der Gesundheit willen lösen, alles andere wird als Zusatzgeschenk «mitgeliefert».

Folgend werden wir uns fünf Gesichtsübungen ansehen: eine Stirnübung, eine Augenübung und drei Übungen der Mundregion. Wenn Ihnen in dieser Aufzählung Wangen und Nase fehlen, so kann ich Ihnen versichern, daß beides bei den Augen- und Mundentspannungen mitberücksichtigt wird. Sie werden es unschwer beim Üben erleben.

Nun zu den einzelnen Aufgaben: Nachdem wir mit unseren vertrautesten Körperteilen, den Händen und Armen, begannen, gehen wir jetzt kontinuierlich den Weg von oben nach unten. Dementsprechend ist unsere nächste Region die Stirn. Die Stirn ist eines der wichtigsten und zugleich gespanntesten Körperteile. Selbst Kinder haben, je nach Gewohnheit, mitunter hier schon Falten. Ihre Stirnregion ist offenbar nahezu immer in Spannung.

Diejenigen unter Ihnen, die sich mit fernöstlichem Gedankengut beschäftigten, wissen, daß die Stirn der Sitz eines wichtigen Energiezentrums ist: des Stirnchakras. Über kulturelle und religiöse Grenzen hinweg hat sich ein Wissen um die sieben Chakren, die Energiezentren im Körper, entwickelt. Die ersten bekannten Belege über diese Heilwissenschaft stammen aus der Zeit um 3000 vor Christus. Die Chakren dienen im Energiesystem des Menschen als Empfangsstationen, Transformatoren und Verteiler verschiedener Frequenzen. Sie arbeiten auf einer feinstofflichen Ebene. Jedem der sieben Chakren ist eine andere Lebensaufgabe im seelischen und eine wichtige Drüse im körperlichen Bereich zugeordnet. Seit Jahrtausenden weiß man somit, daß Entspannung dieser Energiezentren ein wesentlicher Beitrag zu einer leibseelischen Gesundheit ist. Sie stärkt und harmonisiert gleichzeitig umfassend.

Das Stirnchakra, auch «Drittes Auge» genannt, ist körperlich für die Hypophyse, der in ihrer Steuerfunktion so wichtigen Hirnanhangsdrüse, verantwortlich. Auf seelischem Gebiet bewirkt ihre Kraft Intuition und plötzliche Eingebung. Wir können uns gut vorstellen, daß eine Spannung und damit Blockade in diesem Bereich zu einer Art «Versteinerung» beiträgt.

Auch wenn Ihnen dieses asiatische Gedankengut fremd ist, werden Sie bemerken, daß die gelöste Stirne ein besonderer Ruhespender ist. Nachdem die meisten von uns bei Konzentration oder Mißbilligung die Stirne runzeln, wäre es gut, im Alltag immer wieder daran zu denken, diese Spannungen auch loszulassen. Man kann bisweilen Menschen begegnen, die sich das Stirnrunzeln so zur Gewohnheit machten, daß ihr oberster Gesichtsteil bereits «dauergewellt» ist.

Und so entspannen Sie die Stirn:

- **Runzeln Sie die Stirn, indem Sie die Augenbrauen gegen den Haaransatz hochziehen!**
  Spüren Sie die Spannung in der Stirn ein paar Sekunden ...
  Nehmen Sie wahr, wie sich das anfühlt ...
  Und dann
- **entspannen Sie die Stirn wieder!**
  Erleben Sie diesen Wechsel zur ganz glatten Stirne, und fühlen Sie, wie sich in Ihrem Befinden etwas verändert.

Oft nach der Wiederholung oder zumindest nach einiger Trainingszeit fühlt man förmlich die Ruhe, die von der entspannten Stirne ausgeht. Es ist eine Gelassenheit, die sich sowohl nach innen als auch sichtbar nach außen auswirkt.

Nun gehen Sie zur Augenregion über:

- **Drücken Sie die Augenlider fest zusammen!**
  Fühlen Sie, wie die Spannung auch das ganze Gebiet rund um die Augen, die oberen Wangenteile und die Nase betrifft ... Registrieren Sie Ihre Empfindungen ..., auch Ihre Gefühle, falls irgendwelche dabei hochkommen, und
- **lassen Sie wieder los!**
  Spüren Sie, wie sich selbst die kleinsten Fältchen rund um die Augen glätten ... Genießen Sie die Entspannung Ihrer Augen ... Ein guter, warmer Vorhang – die Augenlider – schützt sie ... Die sonst so strapazierten Augen liegen in ihren gemütlichen, dunklen Kämmerchen und können sich ausruhen ...

Endlich gibt es keine Anforderungen ... Sie können sich ganz entspannen. **Wiederholen Sie, wie immer, die Übung!**

Die Augen müssen bekanntermaßen den ganzen Tag sehr viel arbeiten. Vor allem jene, die am Bildschirm sitzen, strengen diese wichtigen Wahrnehmungsorgane besonders an. Aber auch alle anderen müssen viele optische Reize verkraften. Wir leben in einer Zeit, die über alle Maßen auf visuelle Informationen eingestellt ist. Alle anderen Sinnesmodalitäten werden heutzutage weniger beansprucht als die Augen. Wen wundert es da, daß so viele über müde, angespannte Augen klagen. Im besonderen die vielen Brillenträger, die dem Glas entsprechend eingeschränkte Gesichtsfelder haben, bewegen ihre Augenmuskeln nur sehr unzureichend. Die Folge davon ist stets eine Muskelverkümmerung und somit eine Schwächung. Gerade ihnen würde ich empfehlen, öfters während des Tages nur die Augenübung zu machen.

Jetzt wenden wir uns der Mundregion zu. Wir haben dazu drei verschiedene Übungen, die sehr unterschiedliche Funktionen haben. Die erste Übung betrifft die Kiefermuskeln. Wenn Sie im Fernsehen einen Krimi oder Western anschauen, so können Sie manchmal in der Szene, wo die Spannung bis zur Unerträglichkeit steigt, den Helden oder den Bösewicht in Großaufnahme sehen. Beobachten Sie da einmal das Spiel seiner Kiefermuskeln. Sie werden in diesem verräterischen Zucken knapp vor den Ohren gut erkennen können, wie sehr er die Zähne zusammenbeißt und wieviel Spannung sich in diesem Gebiet staut.

Bei sich selbst können Sie diese Zustände zwar nicht so gut beobachten, aber Sie spüren sie. Viele Probleme setzen sich als Überspannung hier fest. Sie lassen die Zähne, oft auch nachts, aufeinander mahlen und erzeugen Zahnschäden. Zahnärzte sehen das täglich in ihrer Praxis. Mitunter erzeugen sie auch Ohren- oder Kopfschmerzen. Wenn Sie darunter leiden, sollten Sie auch an die Möglichkeit einer manifestierten Spannung im Kiefergelenk denken und sie über den Tag verteilt lockern.

Sie wenden sich den Kiefern folgendermaßen zu:

- **Beißen Sie die Zähne fest aufeinander!**
  Erspüren Sie den Druck und die Spannung in den Kiefermuskeln!
  Und nun
- **lassen Sie wieder los! Öffnen Sie dabei leicht den Mund, und lassen Sie den Unterkiefer heruntersinken!**
  Dabei können Sie am besten spüren, ob Sie wirklich die Spannung gelöst haben. Meistens merkt man, daß man noch ein bißchen mehr loslassen kann.

Wiederholen Sie die Übung, aber achten Sie darauf, daß es nicht schmerzt. Wenn Sie zur Zeit irgendeinen überempfindlichen Zahn haben, dann deuten Sie die Spannung nur so weit an, daß Sie sie gerade registrieren. Die Entspannung soll aber keineswegs zu kurz kommen.

Nun gehen wir noch ein Stückchen weiter in die Mundhöhle und wenden uns der Zunge zu. Sie ist einer jener emsigen Muskeln, die Tag und Nacht arbeiten. Selbst wenn die Zunge nicht zum Sprechen gebraucht wird, ist sie mit dem Schlucken von Speisen, Getränken oder einfach von Speichelflüssigkeit beschäftigt. Wir dürfen auch nicht das häufige unmerkliche innere Sprechen vergessen, das ein Nebenprodukt vieler Denkvorgänge ist. Selbst im Schlaf, und da vor allem im Traum, ist sie mit kleinsten Bewegungen ständig beschäftigt.

Wenn es nun in der Zunge Blockaden durch Konflikte oder Probleme gibt, so bilden sie sich im Körper ab: Sprachstörungen, Schluckprobleme, ein «zugeschnürter» Hals etc. können darauf zurückzuführen sein. Kieferorthopäden haben interessante Beobachtungen bei Kindern gemacht. Sie konnten an der Form des Gaumens ablesen, daß diese Kinder vermutlich in ängstlicher Spannung die Zunge in charakteristischer Weise an den Gaumen drückten und ihn so kontinuierlich verformten. Nach einer Psychotherapie waren die Kinder nicht nur allgemein gelöster und hatten ihr Problem verarbeiten können, die Überspannung in der Zunge hatte sich auch gegeben. Da die

Kinder noch einen halbwegs formbaren Gaumen hatten, konnte sich auch an ihrer körperlichen Fehlbildung etwas verändern. Wie wir daran sehen, ist die Kraft einer gespannten Zunge enorm.

Dieser Mundinnenraum hat es in der Tat verdient, auch einmal gesondert entspannt zu werden. Die Übung dazu ist sehr einfach:

- **Drücken Sie die Zunge hinter den oberen Zähnen gegen den Gaumen!**
  Spüren Sie die Spannung in der Zunge ... den Druck und Gegendruck ... Fühlen Sie auch unter Ihre Zunge zu den Speicheldrüsen ... und wie sich Ihr Zungengrund anfühlt ... Wie ist der Übergang in den Hals hinein ...
  Und nun
- **lassen Sie los!**
  Lassen Sie die Zunge in eine bequeme Lage zurückkehren ... Sie darf sich in ihrem ovalen «Bett» ausruhen ... Registrieren Sie, wie sich auch Ihre Schluckwerkzeuge entspannen.
  Und **wiederholen** Sie die ganze Übung, und genießen Sie es.

Bei der letzten Gesichtsübung kommen nun die Lippen dran. Über Lippen wurde schon sehr viel poetisch geredet, geschrieben und gesungen. Volle weiche Lippen werden als ein Zeichen für Offenheit und Sinnlichkeit erachtet. Innerhalb gewisser erblich bedingter Grenzen (denn es gibt ohne Zweifel schmallippige Familien oder breite Lippen als Kennzeichen ganzer Völker) hat das auch seine Berechtigung. Denn ein weicher Mund ist flexibel, kann geben und nehmen, ernst sein oder lächeln. Wenn ein Kind aber von früh auf lernte, daß es besser ist, «den Mund zu halten», so wird es ihn auch zunehmend verschließen. Falls dann später von «innen» kritische Bemerkungen, Wut oder Trauer anfluten und wieder nicht nach außen dürfen, so wird der Mund vermutlich mit noch ein bißchen mehr Druck zugeschlossen werden. Die Folge davon sind zusammengekniffene Lippen. Wenn Sie auf einer belebten Straße gehen, können Sie etliche davon beobachten.

Nun zur Übung:

- **Pressen Sie Ihre Lippen fest aufeinander!**
  Nehmen Sie die Spannung auch in den kleinsten Details wahr ... Wie sie sich auch in den Wangen und bis zum Kinn ausbreitet ...
- **und lassen Sie los!**
  Öffnen Sie dabei die Lippen ganz leicht, und prägen Sie sich ein, wie sich Ihre entspannten Lippen anfühlen ..., wie sich die Temperatur verändert.

Wiederholen Sie nun die Übung, und vergönnen Sie sich einige Momente der angenehmen Gelöstheit.

Ihr ganzes Gesicht ist jetzt entspannt. Es strömt eine Ruhe und Gelassenheit aus, die Sie genießen und gleichzeitig auch sich ausbreiten lassen können. Wie eine warme Welle fließt dieses erholsame Gefühl in Ihren ganzen Körper.

Wenn Sie nun für heute Schluß machen wollen, dann verabsäumen Sie nicht die 10 Atemzüge und das Zurücknehmen, wie es in den Kapiteln 3.8 und 3.10 beschrieben ist.

Abschließend möchte ich einige Bedenken zerstreuen, die vor allem Frauen bezüglich der Gesichtsübungen immer wieder haben: daß nämlich das Zusammendrücken von Stirne, Augen oder Lippen bei den Übungen unschöne Falten hinterlassen könnte. In der Tat ist aber genau das Gegenteil der Fall! Die unerkannten Halbspannungen, die sich den ganzen Tag im Gesicht festgesetzt haben, sind die Missetäter bei der Faltenbildung. Ein kurzes Anspannen jedoch lockert die eingefrorene Mimik, und die darauffolgende Entspannung ist wahrer «Balsam» für Ihr Gesicht.

3.4 Die Entspannung von Nacken, Schultern und oberem Rücken

Wir sind nun an der «Nahtstelle» zwischen Kopf und Rumpf angelangt, zwischen den Körperregionen, die wir dem Denken, und jenen, die wir dem Fühlen zuordnen. Wie alle Nahtstellen ist auch diese ein «Krisengebiet». Es gelingt eben nicht immer so leicht, die Gedanken und Gefühle zu vereinen. Die bisweilen unterschiedlichen Bedürfnisse dieser beiden Instanzen lassen Raum für eine Unzahl von Konfliktmöglichkeiten. Wie wir bereits sahen, sind Konflikte immer mit Angst und Spannung verbunden. Diese gilt es nun zu lösen, um bei einer Bewältigung der Probleme auch auf diesem Wege mitzuhelfen.

Auch die schon zitierte Chakrenlehre sieht im Hals- oder Kehlchakra die Brücke zwischen Denken und Fühlen. Über dieses Energiezentrum bringen wir alles zum Ausdruck, was in uns lebt, sowohl Liebe, Freude, Angst und Wut als auch unsere Ideen und Einsichten.

In diesem Abschnitt widmen wir uns auch den Schultern. Sie sind unsere einzige freiliegende Querachse und daher zum Tragen von Lasten besonders gut geeignet. Wir hängen den Rucksack über die Schultern. Im asiatischen Raum wird vielfach ein Stab mit den Schultern gehalten, an dem beidseitig Lasten aufgehängt sind. Aber es sind nicht nur die meß- und wägbaren Gewichte, die hinunterdrücken – auch Lasten im übertragenen Sinn haben ihre Wirkung. Die Verantwortungen, unlösbaren Aufgaben und Sorgen legen sich wie ein dicker, voller Sack auf die Schulterpartie. In der Körpertherapie des Bodyreading spricht man daher vom «Lastenträger». Man sieht diesem Körper- und Erlebnistypus förmlich an, unter welcher schweren Belastung er steht. Der Körper wirkt dann irgendwie nach unten gedrückt. Können wir mit unseren Entspannungsübungen mithelfen, den schweren Sack zu erleichtern? Ich bin davon überzeugt!

Wenden wir uns also der ersten Übung dieses Abschnittes zu, dem Hals-Nacken-Bereich. Für diese Übung wäre es zum Erlernen günstig, wenn Sie Ihren Kopf irgendwo anlehnen könnten. Auf diese Weise wird vermieden, daß Ihr Kopf zu sehr nach hinten gebogen wird. Auch wenn manche Entspannungsautoren ein Kippen des Kopfes nach hinten propagieren, so wird in der neueren Zeit dringend davon abgeraten. Medizinisch gilt als erwiesen, daß man den Kopf zwar unbedenklich zur Seite und nach vorne drehen kann, aber das Verkürzen des Nackens ungünstig für die Versorgung des Kopfes durch die Blutgefäße und Nervenstränge ist. Dies gilt natürlich nicht nur für die Entspannung, sondern auch für alle Arbeiten mit Blick nach oben und besonders für viele Sportarten.

Setzen Sie sich also so hin, daß Ihr Kopf leicht und entspannt anlehnt. Wenn Sie bei dieser Übung liegen, ist Ihr Kopf naturgemäß von unten gut gestützt. Und nun

- **drücken Sie den Kopf zurück!**
  Achten Sie auf die Spannung in Ihrem Nacken!
  Und dann
- **rollen Sie den Kopf auf die rechte Seite**
  und beobachten, wie sich die Spannung verlagert,
- **und rollen ihn auf die linke Seite**
  und achten wieder auf den Wechsel der Spannung!

Nun lassen Sie den Kopf so auspendeln, daß er in eine gute angenehme Lage zurückkehrt.

- **Lassen Sie ganz los,**
  und genießen Sie die Entspannung. Die gelösten Nackenmuskeln vermögen das strömende Blut wieder besser durchzulassen. Sie können es vielleicht wie eine warme Welle bis in den Hinterkopf hinauf wahrnehmen, die Ihr Gehirn wieder gut versorgt. Vergönnen Sie sich diese wohltuende Gelöstheit ...

Wiederholen Sie nun diese Übung, und achten Sie dabei auf die beiden Muskelstränge links und rechts der Halswirbelsäule. Sie sind häufig für Kopfschmerzen verantwortlich. Registrieren Sie, wie sich gerade diese oft strapazierte Region in Spannung und Entspannung anfühlt. Wenn Ihnen das Neinsagen schwerfällt (was für psychische «Lastenträger» typisch wäre), dann können Sie die Wirkung der Übung noch ein bißchen verstärken, indem Sie innerlich hin und wieder beim Kopfrollen «Nein – Nein» sagen.

Sie können diese Übung auch öfters mal während des Tages

isoliert von den anderen machen, wenn der Nacken Ihr Krisengebiet ist. Da Sie dabei vermutlich keine Kopfstütze haben werden, betrachten wir eine kleine Variante, bei der Sie durchaus auch die Nackenmuskeln anspannen können, ohne dabei den Kopf nach hinten fallen zu lassen. Probieren Sie es aus: Lassen Sie den Kopf gerade, und

- **verschieben Sie ihn leicht nach rückwärts!**
  Damit er auch wirklich gerade bleibt, können Sie sich dabei vorstellen, wie Ihr Kopf, wie bei einer Marionette, oben an einem Faden hängt. Wenn Sie sozusagen das Kinn gerade nach hinten schieben, werden Sie spüren, wie sich der Nakken automatisch verspannt – und wie gut es ihm tut, wenn Sie den Kopf wieder locker in die Ausgangslage zurückgleiten lassen.

Die nächste Übung betrifft den Schultergürtel. Sehr viele Menschen klagen über Schmerzen in diesem Bereich. Gerade jene, die von ihrer Umwelt hemmungslos belastet werden, sind hier besonders gefährdet. Für sie wäre es gut, die folgende Übung mehrmals im Tage zu machen und sich dabei vorzustellen, wie sie ihre schweren Lasten einfach die Schultern hinuntergleiten lassen:

- **Ziehen Sie die Schultern hoch, zu den Ohren hin!**
  Nun halten Sie die Spannung fest und beobachten, wie weit sie in den Rücken hinunter und bis in den Kopf hinauf reicht. Und nun
- **lassen Sie die Schultern wieder locker fallen!**
  Stellen Sie sich dabei vor, wie ihre ungeliebten Bürden abrutschen, und genießen Sie die Entspannung.

Nun **wiederholen** Sie die Übung und achten dabei auf alle kleinen Veränderungen. Erlauben Sie dann der Gelöstheit Ihrer Schultern, sich auszubreiten – überall hin, wo Sie es am nötigsten brauchen!

Als letzte Übung dieser Region widmen wir uns noch der Kehle und den wichtigen Beuge- und Streckmuskeln des Halses. Sie gestaltet sich je nach Lage, in der man sich befindet, ein wenig unterschiedlich. Als erstes sehen wir uns die Übung im Sitzen an:

- **Lassen Sie den Kopf heruntersenken und drücken das Kinn leicht zur Brust hin!**

  Nehmen Sie die Spannung aufmerksam wahr und
- **richten den Kopf so auf, daß er wieder gut in Ihrer Wirbelsäule ruht!**

  Sie können sich, je nach Geschmack, dabei vorstellen, daß Sie eine Krone auf ihrem Haupt balancieren oder daß Sie wieder wie eine Marionette von unsichtbaren Fäden nach oben gehalten werden.

Nun **wiederholen** Sie die Übung und genießen danach das Gefühl einer freien Kehle und Ihrer selbstbewußten, aufrechten Haltung. Nicht selten kommen dabei Gefühle und angenehme innere Bilder hoch, die Ihnen dabei helfen können, sich ein Stückchen besser kennenzulernen.

Nun aber die Version für alle, die diesmal beim Üben liegen:

- **Heben Sie den Kopf, und drücken Sie ein wenig Richtung Brust nach!**

  Registrieren Sie kurz die Spannung dieser etwas anstrengenden Haltung und
- **lassen den Kopf erleichtert zurücksinken!**

Genießen Sie die spürbare Entspannung, achten Sie wieder auf Ihre gute, fließende Atmung.

Nun **wiederholen** Sie die Übung. Achten Sie auf die kleinsten Empfindungen und lassen dann die Entspannung nachwirken.

Hals und Nacken, Schultern und oberer Rücken sind nun gut entspannt. Sie können dieses angenehme Gefühl sich weiter entwickeln lassen, immer tiefer und immer besser. Für jene Lernenden, die heute an dieser Stelle Schluß machen: Vergessen Sie nicht die 10 Atemzüge und das Zurücknehmen (wie es in den Kapiteln 3.8 und 3.10 genau beschrieben wird).

3.5 Die Entspannung von Brust, Bauch und Kreuz

Wir wenden uns nun dem Zentrum des Körpers zu. Da wir die Organe, die sich hier befinden, mit der Progressiven Muskelentspannung nur indirekt erreichen können, haben wir uns auf drei Gebiete beschränkt, deren Willkürmuskulatur leicht zu spüren ist: die Brust, der Bauch und das Kreuz. Die Erfahrung hat gezeigt, daß damit der ganze Leib gut entspannt und versorgt ist. Ich empfinde es als beruhigend, daß die Progressive Muskelentspannung mit Absicht keine spezielle Herzübung aufweist. Im psychotherapeutischen Alltag erwies sich, daß Herzübungen bei manchen Menschen diverse Ängste auslösen. Mir ist daher eine Methode, die diese Gefahr schon vom Konzept her meidet, sympathischer. Wenn Sie, verehrter Leser, Probleme mit dem Herzen haben, so seien Sie versichert, daß sich die allgemeine Entspannung des Leibes auch positiv auf Ihr Herz auswirkt. Die drei, anschließend genau erklärten, Übungsgruppen können in jeder Lebenslage gefahrlos geübt werden – Sie können dabei nichts falsch machen!

Die nun folgende Übung des Brustraumes ist, obschon so kurz wie alle anderen, sicher eine der wichtigsten. Der Atem ist der persönlichste eigene Rhythmus. Er gleicht sich an die Erfordernisse des Körpers in wunderbarer Weise an. Er gibt mehr Sauerstoff, wenn dieser gebraucht wird, oder die nötige Ruhe im Schlaf. Er stellt sich aber auch auf Ängste blitzschnell ein, hält kurz an oder läßt den Brustkorb ganz flach und kaum hörbar atmen. Wie bei einem Tier, das sich totstellt, reagiert auch der Mensch in bedrohlichen Situationen mit einer fast unmerklichen Atembewegung. Sie können diese Vorgänge sehr gut bei einem spannenden Krimi, den Sie sich vielleicht gelegentlich im Fernsehen ansehen, beobachten: Wenn Sie die Spannung erfaßt hat, halten Sie unwillkürlich den Atem an. Nachher werden Sie sich bestimmt so erschöpft fühlen, als hätten Sie im Film mitgespielt.

So erkennt man sehr gut, wie sich der Atem auf die gesamte

Befindlichkeit auswirkt. Diese Tatsache nützen wir, denn der Atem ist (im Gegensatz zum Herzen) sehr gut und leicht beeinflußbar. Um sensibler auf den eigenen Atemrhythmus zu werden, müssen wir unsere Aufmerksamkeit achtsam auf ihn lenken. So heißt denn auch die erste Übung dieser Gruppe:

- **Füllen Sie die Lungen mit Luft, soweit Sie es können!** Spüren Sie die Spannung im ganzen Brustraum!
- **Und dann lassen Sie wieder los und finden Ihren eigenen Rhythmus!** Sie werden spüren, wie gut es tut, ohne Druck und Spannung dem Körper genau das zu geben, was er gerade braucht. Und Sie werden auch merken, daß Sie sich mit einer guten, gleichmäßigen Atmung ungemein beruhigen können.

Das wußte man schon seit alters. In allen Kulturen gab und gibt es Heilungs- und Meditationspraktiken, die beim Atem ansetzen. Und heute gibt es wieder einige moderne Atemtherapien, die zum Teil auf dieses alte Wissen zurückgreifen. Wenn wir aber von Atem sprechen, können wir uns nicht nur auf den Brustraum beschränken – die Bauchatmung ist mindestens genauso wichtig. Auch der Bauch soll im persönlichen Atemrhythmus mitschwingen – ganz natürlich.

Es ist noch gar nicht lange her, als man in einer unglückseligen Form der Erziehung versuchte, Brust und Bauch zu «disziplinieren». Beim Militär war der Spruch «Brust heraus, Bauch hinein!» selbstverständlich, aber auch viele Mädchen und junge Frauen wurden mit dieser häufigen Aufforderung gequält. Man kann es ausprobieren: in dieser Haltung ist es nahezu unmöglich, frei zu atmen. Man verliert so den Kontakt zu seiner «Mitte», zu dem ganz persönlichen Anteil jedes Menschen. Und genau das war selbstverständlich beabsichtigt: Ein Mensch, der den Kontakt zu sich selbst zeitweise verliert, ist viel leichter «handhabbar». Er läßt sich besser beeinflussen und reagiert kaum mit Kritik oder Widerstand. Wer aber «bei sich» ist und die natürlichen Schwingungen des Leibes zuläßt, spürt viel eher, was ihm gut tut (und das ist nicht immer das, was Obrigkeiten fordern!).

Nun birgt aber der Bauch, der als das wahre Zentrum des Menschen und als der Ort aller schöpferischen Impulse gilt, auch einen Großteil unseres Verdauungsapparates und die inneren und äußeren Geschlechtsorgane. Wir wissen alle, daß ein ständiges oder häufiges Unter-Spannung-Halten des Bauches katastrophale Auswirkungen auf die Funktion des Darmes, auf die wichtige Entleerung aller Stoffe, die der Körper nicht mehr braucht, hat. Eine schlechte Verdauung läßt die Reste des Stoffwechsels zu lange im Körper und kann eine Reihe widriger Symptome zur Folge haben. Gewichtszunahme und psychische Verstimmung sind nur zwei, wahllos herausgegriffene, unangenehme Begleiterscheinungen.

Im Bauch, in der Nabelgegend, liegt nach der Chakrenlehre das dritte Chakra. Ihm ist die Bauchspeicheldrüse zugeordnet. Sie spielt eine entscheidende Rolle bei der Verarbeitung der Nahrung. Die von ihr ausgeschütteten Enzyme regeln den Fett- und Eiweißstoffwechsel, und ihr Hormon Insulin ist für die Zerlegung der Kohlehydrate und das Blutzuckergleichgewicht zuständig. Dementsprechend wird dem dritten Chakra auch die psychische Funktion der Integration zugeschrieben. Hier sitzt (nach dieser Lehre) die Fähigkeit, Lebenserfahrungen anzunehmen und sie solcherart zu «verdauen», daß man sich das Förderliche herausnimmt und in seine Persönlichkeit integriert.

Von den Verspannungen im Unterbauch wissen Gynäkologen und Urologen ein Lied zu singen. Etliche schmerzhafte Probleme sind auf eine Verspannung im Urogenitaltrakt zurückzuführen. Schließlich (und nicht zuletzt) haben wir das weite Gebiet der Sexualität und ihrer allfälligen Probleme. Das zweite Chakra befindet sich in den Keimdrüsen. Es ist der Sitz der Offenheit und gegenseitigen Befruchtung, in körperlicher wie in geistiger Hinsicht. Wer hier blockiert ist, hat meist auch das Staunen und die Begeisterung für die Schönheit der Umwelt verlernt. Zwar entsteht ein Teil der Sexualität «im Kopf» (das heißt durch Gefühle und Phantasien), doch ist es sicher kein Nachteil, die Muskulatur des Beckenbodens und der Genitalien zumindest zu kennen und sie achtsam zu benützen. Eine befriedigende Sexualität kommt zu einem Teil von der «Kunst», im richtigen Moment zu spannen und dann loszulassen.

Unsere relativ einfache Bauchübung geht nicht speziell auf die verschiedenen Regionen ein, aber sie spannt und löst so wirkungsvoll, daß alles mit eingeschlossen ist. (Wer noch ein spezielles Problem mit der Entspannung gesondert angehen will, möge sich kreativ eine «maßgeschneiderte» Übung ausdenken und sie in den gewohnten Ablauf einbauen.) Die Bauchübung bezieht sich auf Druck in zwei Richtungen – nach innen und nach außen.

- **Ziehen Sie den Bauch fest ein – beobachten die Spannung – und lassen wieder locker!**

  Und dann nach einer kurzen Pause des normalen Atmens:

- **Jetzt machen Sie Ihre Bauchmuskeln fest und hart und drükken den Bauch nach außen – Sie nehmen die Spannung wahr – und lassen wieder locker!**

  Um den Kontrast der Spannungen noch besser beachten zu können, erzeugen wir die beiden Druckarten in kurzer Folge hintereinander:

- **Ziehen Sie Ihren Bauch ein – halten Sie die Spannung fest – dann drücken Sie den Bauch hinaus – und ziehen noch einmal den Bauch ein. Nun lassen Sie locker**

  und genießen das Gefühl der Entspannung im Bauch.

Sie kommen jetzt wieder zu Ihrem eigenen Rhythmus und lassen den ganzen Leib (Brust und Bauch) in Ihrem Atem mitschwingen. Manchmal macht sich ein Geräusch, etwa ein Glucksen, aus Ihrem Bauchraum bemerkbar. Das ist ein gutes Zeichen, denn es sagt Ihnen, daß Ihre Körperflüssigkeiten wieder in Fluß gekommen sind. Blockaden lösen sich langsam auf.

Die letzte Leibübung ist dem Kreuz gewidmet. Hier ist bei sehr vielen Menschen eine echte Schwachstelle. Von Schmerzen in der unteren Wirbelsäule wird sehr häufig berichtet. Aber auch die Ischiasnerven und die Nieren, die ebenfalls in diesen Bereich gehören, brauchen oft eine besonders liebevolle Beachtung. Geben Sie sie ihnen!

- **Konzentrieren Sie sich nun auf Ihr Kreuz, und wölben Sie es! Machen Sie ein kleines Hohlkreuz! – Und dann entspannen Sie wieder!**

  Nach einer Wiederholung der Übung kennen Sie dieses Gefühl der Entspannung im unteren Rücken besser, und vielleicht gelingt es Ihnen in Zukunft, das Kreuz rechtzeitig zu lockern, bevor der ganz große Schmerz kommt.

Wer hier sein Training beendet, beachte wieder (wie schon mehrmals gesagt) die 10 Atemzüge und das Zurücknehmen.

3.6 Die Entspannung der Beine

In diesem letzten Körperabschnitt entspannen wir die Beine von ihrer Verlängerung nach oben, dem Gesäß, bis zu den Fußspitzen.

Das Wort «Gesäß» sagt bereits aus, daß der Mensch auf diesen Muskeln sitzt. Das heißt: Es ist die Fläche, die Kontakt hat mit einer anderen Fläche, die von unten unterstützt. Nicht jeder läßt sich wirklich stützen – in konkreter wie auch in übertragener Bedeutung, denn dafür bedarf es eines gewissen Maßes an Vertrauen. Wenn man nicht sicher ist, ob der Sessel, auf den man sich setzen möchte, wirklich stabil ist, wird man sich vielleicht ganz vorsichtig, langsam probierend, darauf niederlassen, immer in Erwartung, doch noch schnell aufspringen zu müssen. So wird man etliche Muskeln der Beine, des Bauches und des Rückens angespannt halten, sozusagen in Bereitschaft. Viele Menschen reagieren genauso nicht nur bei wackeligen, altersschwachen Sitzgelegenheiten, sondern weil sie sich in vielen Situationen unsicher fühlen.

Vertrauen gewinnt man im ersten Lebensjahr, sofern die Umwelt und die Bezugspersonen genügend Sicherheit geben. Ist aber die Entwicklung des Urvertrauens aufgrund verschiedener

Gegebenheiten gestört, so hat der Erwachsene selbst nach vielen Jahren noch große Vertrauensprobleme. Mitunter erkennen wir das auch an der gespannten Körperhaltung und an dieser «inneren Reserve» bei Sitzenden. Aber auch das Loslassen der Sitzmuskeln kann man lernen, üben. Und nicht selten hat es sich erwiesen, daß jemand, der trainierte, sich in den Untergrund vertrauensvoll hineinsinken zu lassen, nachher merkte, wie sich diese Lockerung auch auf sein Seelenleben auswirkte. Es «tut gut», sich dem Sessel, einer Situation, einem Menschen, einer Anforderung einfach zu überlassen – im Vertrauen, daß sich alles ohne Rückhalte entwickeln kann.

Soweit die Verknüpfung von Seelischem und Körperlichem, die wir mit folgender Übung «unterstützen»:

- **Spannen Sie gleichzeitig Gesäß- und Oberschenkelmuskeln – halten Sie die Spannung an – und entspannen Sie wieder** (zweimal).

Nach dieser Entspannung bis zum Knie gehen wir zu Unterschenkeln und Füßen über. Man kann beide Regionen gleichzeitig sehr wirkungsvoll durch eine Veränderung der Fußstellung ansprechen. Durch das Hinunter- beziehungsweise Hinaufdrükken der Füße werden Wadenmuskeln, Schienbeine, Knöchel und die gesamten Füße angespannt. Mit den Waden muß man allerdings sorgsam umgehen. Jene unter Ihnen, die zu Wadenkrämpfen neigen, mögen diese Übungen nur so leicht machen, daß sie zwar den Kontrast gut spüren können, aber daß es keinesfalls schmerzt.

Die Füße selbst sind bekanntermaßen ein besonders wichtiges Gebiet. Jeder Körperteil und jedes innere Organ hat seine Entsprechung, seine Nervenenden an den Füßen. Die gezielte Massage dieser sogenannten Fußreflexzonen kann sehr viel im ganzen Körper bewirken. Auch durch einfache Entspannung mittels unserer Übungen können wir über die Füße eine generelle Entspannung des Körpers erreichen. So empfiehlt es sich auf jeden Fall, enge Schuhe (vielleicht sogar mit hohen Absätzen) von Zeit zu Zeit auszuziehen und Fußentspannungsübungen zu machen. Wer sich allerdings klarmacht, wie direkt und intensiv die Fußreflexzonen mit dem übrigen Körper verbunden sind, wird vermutlich in Zukunft unbequeme Schuhe meiden. Und so sind unsere beiden Unterschenkel-Fuß-Übungen (jeweils zweimal):

- **Spannen Sie den Rist, drücken Sie die Zehen nach unten (weg vom Gesicht) und beobachten die Spannung – und dann lösen Sie wieder.**
- **Drücken Sie die Zehen nach oben (in Richtung Gesicht), bis Sie eine Spannung in den Waden verspüren – und entspannen Sie wieder.**

Um noch gezielter üben zu können, wird es bei den Schlagworten etwas später einen gerafften Ablauf der Übungen geben, den Sie sich selbst als «Notzettel» kopieren können. Doch war es nötig, sich zuerst einmal mit den jeweiligen Hintergründen der Übungen vertraut zu machen.

3.7 Zu einem Ganzen vereinen

Wir haben nun eine Reihe einzelner Körperteile angesprochen und uns ihnen liebevoll zugewandt. Viele dieser Regionen hatten es «bitter nötig», einmal in den Mittelpunkt der Aufmerksamkeit gerückt zu werden. Bevor wir die Entspannung noch vertiefen, geht es nun darum, die Teile mit einem einfachen Satz oder einem kurzen Bewußtwerden wieder zu einem Ganzen zu vereinen.

Das Zusammenschließen der einzelnen Körperteile zu einem vitalen, geschlossenen System scheint mir gerade in unserer westlichen Kultur sehr wichtig zu sein. Wir neigen hier dazu, alles zu zerlegen und zu zerstückeln. Auch die Arbeitsvorgänge sind so spezialisiert und geteilt, daß häufig nicht zu durchschauen ist, wie der Weg vom Naturprodukt zum fertigen Artikel verläuft. Kinder wissen selbst bei Grundnahrungsmitteln (wie Milch oder Brot) oft nicht, wo sie herkommen. So geht uns schon sehr früh der Sinn für das Ganze, den Verlauf, die Zusammenhänge in einer Einheit verloren.

Als ich vor einiger Zeit in Indonesien war, wurde mir der Unterschied zwischen unserem westlichen und dem fernöstlichen Weltbild wieder einmal sehr bewußt. Sowohl der hinduistische als auch der buddhistische oder animistische Indonesier sieht immer den gesamten Weg vor sich: das Vorher, Jetzt und Später. Oder das Unten, Hier und Oben. Auch der Körper wird als ein Ganzes betrachtet. Er wird nicht stückchenweise behandelt von jeweiligen Spezialisten einzelner Regionen und Funktionen (wie bei uns), sondern als ein geschlossenes System, ein Kosmos im kleinen.

Unsere mitteleuropäische Massage knetet einzelne Punkte durch und versucht sie solcherart gezielt zu irritieren und dadurch zu «beleben». Die indonesische Massage versucht viel mehr zu verbinden und auszugleichen. In Streichbewegungen werden Staus aufgelöst und die Energiebahnen in Fluß gebracht.

Ich hatte die Möglichkeit, in zeitlich naher Folge beide Massagearten auszuprobieren. Die westliche Massage setzte Reize, sogar kleine «Heilschmerzen» oder Hitzeentwicklungen. Wenn auch die Wirkung später einsetzte (und gut war), so ging ich doch von der Massage selbst mit einem etwas strapazierten Körper weg. Nach der indonesischen Massage jedoch war ich angenehm «befriedet» und fühlte mich ausgeglichen.

So, denke ich, ist es vonnöten, den Aspekt des Ausgleichs bei uns stärker zu betonen – auch in der Entspannung. Wir wollen daher nach den einzelnen Körperteilen die Einheit des Ganzen wiederherstellen. Beide Elemente haben ihre Berechtigung: Zuerst sollen die verschiedenen Körperregionen mit all ihren spezifischen Empfindungen bewußt werden. Jeder Teil wird liebevoll angesprochen und integriert. Und dann fügen wir die Teile zu einem ausbalancierten Ganzen zusammen.

Das erreichen wir durch einen einfachen Satz wie etwa: **Der ganze Körper ist jetzt entspannt! Die Entspannung breitet sich aus und fließt überall hin!** Wenn Sie wollen, können Sie sich dabei vorstellen, wie eine warme Welle Ihren ganzen Körper durchströmt.

Und nun kommen wir zu einem ganz besonderen Kapitel.

3.8 Die «magischen» 10 Atemzüge

Es hört sich sehr einfach an: Ist man an dieser Stelle angelangt, an der die Körperübungen abgeschlossen sind, so kann man die Entspannung durch 10 Atemzüge vertiefen. Jeder Atemzug besteht aus einem Ein- und einem Ausatem. Genau im persönlichen Rhythmus des guten, entspannten Atems zählt man nun von 1 bis 10, das heißt, man wendet sich wieder dem eigenen inneren Maß zu. Dabei kann es sehr hilfreich sein, wenn man zwischen den Zahlen noch eine innere Vorstellung weckt oder an einen Satz denkt, der die Entspannung fördert. So empfinden es viele Menschen als angenehm, sich vorzustellen, wie sie in ein weiches Federbett sinken. Andere stellen sich einen Lieblingsplatz vor, wie zum Beispiel am Strand oder im Liegestuhl unterm Apfelbaum. Vielleicht nehmen Sie sich ein paar Minuten Zeit und lassen Bilder aus Ihrer Vergangenheit hochsteigen, in denen Sie (für Ihre Verhältnisse maximal) loslassen konnten.

Wählen Sie nun die für Sie angenehmste Vorstellung aus, und setzen Sie sie als «Loslaßhilfe» bei den 10 Atemzügen ein. Es wird Ihnen eine besondere Unterstützung sein, wenn Sie ein eher optischer Typ sind, das heißt wenn Sie auf Ihre Umwelt vor allem mit Ihren Augen reagieren und Bilder in Ihrer Erinnerung festhalten.

Wenn Sie aber zu den akustisch orientierten Menschen zählen, so sind vermutlich innere Sätze zielführender. Sie können sich zur Hilfe Wortgruppen vorsagen wie «Immer tiefer», «Immer angenehmer», «Immer besser», «Immer entspannter», «Immer ruhiger», «Mehr und mehr loslassen» oder einen Ausdruck Ihrer persönlichen Wahl. Es lohnt sich auch, ein bißchen zu experimentieren, bis man die maßgeschneiderte Wortgruppe gefunden hat. Sollten einmal durch ein Erlebnis Ihre Lieblingsworte oder Ihr inneres Bild irgendeinen negativen Beigeschmack bekommen, so zögern Sie nicht, sich erneut auf die Suche zu machen, bis Sie wieder das passende gefunden haben.

Eine wesentliche Rolle spielt auch die Zahl 10. (Sicher nicht im Sinne der klassischen Verhaltenstherapie und schon gar nicht ehedem für Edmund Jacobson von Bedeutung, seien hier noch einige Randbemerkungen gemacht: Die Zahl 10 ist seit alters eine heilige Zahl! Sie bezieht sich vor allem auf die Heiligkeit des gesprochenen Wortes. So hat Gott in zehn Schritten die Welt erschaffen und den Menschen zehn Gebote gegeben. Auch Buddha stellte zehn Gebote auf, und die indische Sammlung religiöser Texte «Rigveda» enthält zehn Bücher. Wir dürfen auch nicht vergessen, daß unser gesamtes Rechen- und Maßsystem auf Zehnerschritten beruht). Auch hier soll die Zahl 10 Maß und Beschränkung gleichzeitig sein. Wir machen nicht mehr und nicht weniger als 10 Atemzüge. Das ist insofern wichtig, da ich den Fragen von Kursteilnehmern immer wieder entnehme, daß in diesem Punkt leicht Unsicherheit entsteht. Manche Lernenden haben die Annahme: Wenn 10 Atemzüge gut sind, müssen vielleicht zweimal 10 noch besser sein! Oder möglicherweise ist es noch effektiver, wenn man wie eine Gebetsmühle etliche Male hintereinander die 10 Atemzüge macht und zählt!

So ist es aber nicht! Bleiben Sie bei der Zahl 10! Atmen Sie, und genießen Sie danach ganz einfach das Gefühl der Entspannung! Warum mir diese Beschränkung wichtig ist, will ich im folgenden erläutern. (So nähern wir uns auch langsam der Erklärung, weshalb ich die 10 Atemzüge als «magisch» bezeichne.) Sie atmen also zehnmal komplett aus und ein und zählen innerlich mit. So sind die Atemzüge markiert. Es sind somit nicht irgendwelche Atemzüge, die Sie davor oder danach machen, sondern die mit den Zahlen von 1 bis 10 markierten, die Sie von Beginn Ihres Lernvorganges und Ihres Trainings immer exakt an die Stelle der tiefsten Entspannung setzen. Sehr bald werden Sie merken, wie sich diese Atemzüge mit der guten und tiefen Entspannung verbinden.

Warum ist das so? Nun, die Verhaltenstheorie hat schon vor vielen Jahren erforscht, daß zwei Reize, die eine Zeitlang miteinander verbunden werden, auch später verbunden bleiben. Schon um die Jahrhundertwende stellte der russische Nobelpreisträger und Physiologe Pawlow bei seinen berühmten Tierexperimenten fest, daß einem Hund, dem regelmäßig vor seiner Fütterung etwa ein bestimmtes Lichtzeichen gezeigt wird, später der Speichel im Munde zusammenrinnt, wenn er auch nur das Licht sieht. Das heißt: die Reaktion auf das kommende Futter, nämlich die Speichelabsonderung, sprang sozusagen auf den benachbarten Reiz (das Licht) über. Diese hochinteressante Erkenntnis war der Beginn und Kern der danach entwickelten Theorie der «klassischen Konditionierung».

Wir kennen dieses Phänomen in vielfältigen Beispielen aus unserem Alltag: Wer immer am gleichen Platz oder in der gleichen Situation seine Mahlzeiten einnimmt, wird bald bereits beim Anblick dieses Platzes Hunger oder zumindest Appetit verspüren. Wer stets im Gespräch mit bestimmten Personen eine Zigarette anzündet, der wird Mühe haben, in einer rauchfreien Umgebung davon zu lassen. Ich bin überzeugt, daß Ihnen unzählige Beispiele solcher gewachsener Gewohnheiten einfallen. Sie haben sich langsam eingeschlichen und kommen uns daher ganz «normal» vor. Erst wenn wir aktiv daran gehen, eine solche Gewohnheit selbst zu produzieren, können wir staunender Zeuge sein, wie eine neurophysiologische Verbindung langsam entsteht. Und das wirkt eben fast wie Zauberei!

Wenn wir uns nun die wissenschaftlichen Erkenntnisse der klassischen Konditionierung nach Pawlow zunutze machen, bedeutet das, daß die mit den Zahlen von 1 bis 10 markierten Atemzüge langsam die Qualität der tiefen Entspannung übernehmen. Sie erzeugen damit ganz bewußt etwas ungemein Kostbares: Sie transportieren das Heilsame der Entspannung auf ein Kurzverfahren, das Sie nach einiger Übung immer und überall anwenden können. Denn für 10 Atemzüge hat man immer Zeit! Betrachten Sie diese magisch anmutende Wirkung als mein Geschenk an Sie! Aber schließlich schenken und erarbeiten Sie sich durch die Übung die «magischen» 10 Atemzüge selbst!

Sofern Sie das Entspannungstraining durchgeführt haben, sind niemals mehr 10 mitgezählte Atemzüge dasselbe wie zuvor. Alle anderen Atemzüge Ihres Lebens werden normal und unauffällig bleiben, aber die markierten haben für immer und ewig diese besonderen Qualitäten bekommen. So ist es sicher verständlich, daß es mir wichtig ist, nicht irgendwelche Zahlen in beliebiger Anzahl und Auswahl zu verwenden, sondern von Anfang an immer dieselben an der gleichen Stelle.

Zwei Fakten möchte ich in diesem Zusammenhang noch betonen:

1. Ohne entsprechende Übung kann die klassische Konditionierung nicht vonstatten gehen. Erst nach mehrmaliger Koppelung des Reizes «10 Atemzüge» mit dem Reiz «tiefe Entspannung» tritt der gewünschte Transfer der angenehmen Lockerung und Beruhigung auf. Wie lange es dauert, bis dieser Erfolg eintritt, ist nicht bindend zu sagen, da es bei jedem Menschen anders ist. Bei vielen reichen die sechs Wochen eines Übungskurses aus, um den Unterschied zu merken. Manche brauchen allerdings länger und sollten sich diese Chance auch geben. Bedenken Sie dabei, daß die Konditionierung im Laufe Ihres Lebens mit zunehmender Anzahl der Übungen immer besser, dichter und schneller erfolgt. Ihr «Geschenk» wird also immer wertvoller!
2. Seien Sie sich der Wirkung Ihrer 10 Atemzüge bewußt, und setzen Sie sie achtsam ein. Immer dann, wenn Sie Entspannung brauchen und keine Zeit für eine längere Übung haben, sind Sie damit richtig bedient. Aber setzen Sie es nicht in dem Augenblick ein, wenn Sie voll konzentriert sein wollen. Also:

- nicht während des Autolenkens, sondern davor oder danach,
- nicht während der Prüfung, sondern davor oder danach,
- nicht während Ihres Vortrages, sondern davor oder danach.

Besonders geeignet sind die 10 Atemzüge, wenn Angst hochkommt, Streß beginnt, Schmerzen anfangen und in den vielen Anwendungsbereichen, denen etliche Kapitel dieses Buches gewidmet sind.

Jetzt sind Sie bereit:

- **Atmen Sie in Ihrem eigenen Rhythmus zehnmal aus und ein, und zählen Sie dabei innerlich mit. Sie werden merken, wie Sie bei jedem Atemzug immer besser und tiefer entspannen. Wenn Sie bei «zehn» angelangt sind, genießen Sie einfach Ihre Ruhe und Entspannung!**

Viel Freude damit!

3.9 Die Zeit der tiefsten Entspannung

Nun schließt sich eine Zeitspanne an, in der Sie Ihrem Körper und Ihrem Geist die (für diesen Moment) tiefste Entspannung vergönnen. Falls Sie schon zu den Fortgeschrittenen gehören, so kommen nun an diese Stelle die inneren Sätze, die in einem späteren Kapitel genauer erläutert werden. Man sagt sich den entsprechenden, maßgeschneiderten Satz innerlich dreimal vor und genießt danach die Ruhe und Ausgeglichenheit.

In dieser Zeit ist Ihr Körper maximal gelockert. Der warme Blutstrom kann überall hin, nimmt Schlacken mit und versorgt alle Teile Ihres Körpers mit den Stoffen, die sie brauchen. So erholen Sie sich in jeder Sekunde. Genießen Sie diesen Zustand, solange es Ihnen möglich ist, denn danach werden Sie erfrischt sein. Aber in Zeitnot reichen auch 2 Minuten tiefe Entspannung, um sich danach merkbar besser zu fühlen.

Manche lieben es, die Entspannung noch durch ein «Ruhebild» zu verstärken. Geeignet sind alle entspannten Szenen, in denen man sich in der Vergangenheit wohl fühlte: ein Strand, eine Wiese, Großmutters gemütlicher Armsessel, eine schlafende Katze und dergleichen mehr.

Andere wieder genießen das «Leerwerden» und wollen sich an dieser Stelle mit keiner bestimmten Aufgabe befassen. Sie lassen die Gedanken kommen und gehen wie die Blätter im

Wind. Und wieder eine andere Gruppe von Menschen ist neugierig auf die inneren Bilder und Botschaften aus dem Unterbewußten, die nun in diesem gelösten Zustand hochsteigen. Sie registrieren sie, um sie nachher wie einen Traum bearbeiten und überdenken zu können. (Manche Therapieform wie zum Beispiel die Katathym Imaginative Psychotherapie macht sich diese Vorgänge in größerem Maße zunutze.)

Nach meinem emanzipatorischen Konzept sind alle die genannten «Vorlieben» Möglichkeiten, die je nach Situation und Bedürfnis wahlweise eingesetzt werden können. Es ist sinnvoll, sie alle ins Repertoire aufzunehmen, um sie bei Bedarf griffbereit zu haben.

3.10 Das Zurücknehmen

Hatte für Edmund Jacobson anno dazumal das Zurücknehmen noch keinen Stellenwert, so sahen seine Nachfolger doch sehr bald, daß es sich dabei um einen ganz wichtigen Teil der Entspannung handelt.

Was ist also das Zurücknehmen? Nun: Wie wir sahen, begibt sich der Körper durch die Entspannung in eine vegetative Umschaltung. Statt dem Streß- und Muntermacher Sympathikus regiert nun der Parasympathikus, sein Gegenspieler. Er versetzt den Körper in einen entspannten Zustand (ähnlich einem angenehm warmen Bad), in dem man sich wieder erholen kann.

Die Zielvorstellung eines guten Entspannungstrainings ist aber weder der aufgeputschte Nervenzustand im Zeichen des Sympathikus (sofern nicht gerade höchste Wachsamkeit vonnöten ist), noch die tiefe Entspannung zur Erholung auf Dauer. Das, was wir wollen, ist ein brauchbares mittleres Aktivitätsniveau für den Alltag. Wir führen daher von der Überspannung, in der wir uns oft befinden, durch die Übungen in eine Unterspannung, in der der Körper wieder Kräfte sammeln kann, und leiten dann zu einer wachen, mittleren Spannung über. In ihr kann man sich am besten konzentrieren, und die Leistungsfähigkeit ist am größten. Wir brauchen daher eine schnelle, wirkungsvolle Umschaltreaktion, um Kreislauf und Aufmerksamkeit wieder anzukurbeln. Das nennt man das «Zurücknehmen».

Nun gibt es unterschiedliche Möglichkeiten dazu. Manche Autoren schlagen einfach ein abschließendes kurzes Anspannen des ganzen Körpers vor. Andere wieder lassen innerlich von 4 bis 0 rückwärts zählen. Wieder andere schlagen vor, die Arme ein paarmal anzuwinkeln. Ich möchte Ihnen nun meine Methode vorstellen, die einerseits eine Kombination der genannten ist, andererseits noch etwas darüber hinausführt.

Es scheint, daß ich in diesem Punkt vorsichtiger als meine Kollegen bin und bezüglich anschließender Wachheit auf «Nummer Sicher» gehen möchte. Meine fast zwanzigjährige Erfahrung damit hat mir aber gezeigt, daß es richtig ist, so wirkungsvoll wie nur möglich zurückzunehmen, um zu verhindern, daß meine Klienten beim Heimweg «nicht ganz da» sind. Die meisten setzen sich wieder an das Steuer ihres Autos oder überqueren zumindest Straßen und brauchen daher die volle Aufmerksamkeit. Besonders Menschen mit niedrigem Blutdruck, die zu Schwindelgefühlen neigen, können sicherheitshalber die Zurücknahme auch zweimal machen.

Mein Vorschlag bezieht sich auf ein langsames, sanftes Erwachen, kombiniert mit einer Zählmethode, der ich auch wieder eine gewisse Symbolik zuordne. Die Zahlen von 1 bis 10 haben uns schrittweise in die tiefe Entspannung hineingeführt. Nun zählen wir wieder zurück, und zwar von 5 bis 1. Da wir auf die mittlere Alltagsspannung kommen wollen, brauchen wir dazu auch nur die halbe Anzahl an Zahlen. Außerdem ist das Zählen nun nicht mehr an den Atem gebunden, um ganz bewußt die magischen 10 Atemzüge nicht aufzuheben. Sie können es mit einem Wieder-an-die-Oberfläche-Kommen vergleichen, ohne das Vorausgegangene ungeschehen zu machen.

Die Anweisung lautet wie folgt:

- **Wir wandeln nun Ihre Entspannung um in ein Gefühl der**

Frische. Sie werden wie nach einem kleinen Mittagsschlaf ausgeruht sein. Dazu zählen Sie von 5 bis 1 rückwärts.

5 – Es geht langsam ans Aufwachen;

4 – bewegen Sie leicht Ihre Finger und Zehen;

3 – machen Sie eine Faust mit beiden Händen, und ziehen Sie dreimal ganz kräftig die Arme an. Atmen Sie aus!

2 – Machen Sie die Augen auf, und

1 – Sie sind wieder ganz wach!

Stehen Sie nun langsam auf (vor allem, wenn Sie liegen), und strecken Sie sich vielleicht noch, ganz wie es Ihnen gefällt. Diese (oder eine andere) Rücknahme ist absolute Pflicht, wenn Sie tagsüber Entspannung machen, und sollte Ihnen vom ersten Tag an selbstverständlich sein.

Es gibt allerdings einige wenige Ausnahmen dafür:

Wenn Sie Entspannung machen, um ein- oder weiterzuschlafen, ist es natürlich nicht sinnvoll, mitten in der Nacht hellwach zu werden. In diesem Fall unterlassen Sie das Zurücknehmen. Sie brauchen es auch am nächsten Morgen nicht nachzuholen, da der Schlaf das Aktivitätsniveau bereits ausgeglichen hat.

Eine weitere Ausnahme ist das in 4.6 beschriebene «Üben von einzelnen Teilen». Es ist so kurz, daß Sie in keine tiefe Entspannung hineinkommen und daher auch nicht wieder aus ihr herausmüssen. Dasselbe gilt für die Entspannung ausschließlich mittels der 10 Atemzüge.

Aber selbst bei der Kurzentspannung (die in einem späteren Kapitel erklärt wird) empfiehlt es sich, zumindest kurz anzuspannen.

3.11 Die Übungsreihenfolge in Schlagworten zum Kopieren

- Faust dominante Hand
- Faust andere Hand
- Beide Fäuste
- Arme anwinkeln – Oberarme spannen
- Handflächen nach oben – Arme durchstrecken

- Augenbrauen hochziehen
- Augenlider zusammendrücken
- Zähne zusammenbeißen
- Zunge gegen den Gaumen drücken
- Lippen aufeinander pressen

- Kopf zurückschieben, nach rechts bzw. nach links rollen
- Schultern hochziehen
- Kinn zur Brust drücken

- Lungen mit Luft füllen
- Bauch einziehen
- Bauch fest machen und hinausdrücken
- Einziehen – hinausdrücken – einziehen
- Kreuz wölben

- Oberschenkel- und Gesäßmuskeln gleichzeitig anspannen
- Füße hinunterdrücken
- Füße hinaufdrücken

- Mit dem Atem bis 10 zählen

- Von 5 bis 1 rückwärts zählen

4 Abweichungen von der Standardform

Die klassische Form der Progressiven Muskelentspannung ist ohne Zweifel sehr wirkungsvoll und hat unzähligen wissenschaftlichen Überprüfungen standgehalten. Sie im persönlichen Repertoire verankert zu wissen, gibt die Sicherheit, immer und überall entspannen zu können. Es ist daher vor allem für Neulinge der Methode unumgänglich, die Standardform erst einmal zu erlernen. Bei einiger Übung können sich Fortgeschrittene aber Abweichungen zuwenden, die den jeweiligen Erfordernissen des Alltags besser anzupassen sind. Die wichtigsten und gebräuchlichsten davon sind sicher die Halbform und die Kurzform.

4.1 Die Halbform

Obwohl die Standardform (oder Langform) mit ihrer Dauer von 25 bis 30 Minuten vergleichsweise wenig Aufwand erfordert, gibt es doch etliche Menschen, die eine kürzere Entspannung bevorzugen. In der Tat ist es besser, kürzer, dafür öfter, als länger und sehr selten zu üben.

So bieten sich zwei Möglichkeiten an.

Die erste, die Halbform, ist sehr einfach zu erklären, da sie nur eine einfache statt der zweifachen An- und Entspannung aller Muskelgruppen vorsieht. Jede Muskelkontraktion, die wir in der Standardform genau beschrieben haben, wird also nur einmal angesprochen. Die 10 Atemzüge, die Zeit der tiefen Entspannung und das Zurücknehmen bleiben aber gleich. Auf diese Weise verringert sich die Übungszeit um mindestens 10 Minuten.

Diese Methode sollte aber ausschließlich von jenen Fortgeschrittenen gewählt werden, deren Körperempfindungen bereits relativ schnell «anspringen». Bei allen anderen ist es zweckmäßiger, doch bei der Langform zu bleiben, denn wir wollen die Wachheit und Sensibilität dem Körper gegenüber schulen und aufrechterhalten. Ein schnelles «Herunterbeten» ist zwar nicht völlig wirkungslos, bringt aber nur einen Bruchteil dessen, was die Methode sonst zu leisten vermag.

4.2 Die Kurzform

Eine echte Alternative bietet die Kurzform. Sie ist in ihrer knappsten Ausprägung etwa 3 Minuten lang, läßt sich aber je nach Möglichkeit ausbauen. Sie ist selbst für Anfänger in Not- und Streßsituationen anwendbar. Nötigenfalls zieht man sich ein paar Minuten auf die Toilette zurück und macht dort die Kurzentspannung, wenn dies der einzige ungestörte Ort im Alltagsleben ist. (Es hat sich erwiesen, daß von dieser Möglichkeit in der Praxis ziemlich oft Gebrauch gemacht wird.)

Die Kurzform beginnt mit den gewohnten 2 Atemzügen, dann spannen Sie den gesamten Körper etwa 3 Sekunden an, lassen los und überprüfen langsam die Entspannung aller Muskelgruppen, von den Zehen- bis zu den Fingerspitzen. Daran schließen Sie die 10 Atemzüge an, mit denen Sie mitzählen, wobei Sie entspannen, solange Ihre Zeit es erlaubt. Notfalls nehmen Sie nach den «magischen» Atemzügen gleich zurück. So sind Sie in minimaler Zeit maximal erfrischt, um wieder an die Arbeit zu gehen.

Im folgenden können Sie die genaue Anleitung zur Kurzfassung lesen und gleich ausprobieren. Wenn Sie den Text geringfügig ändern, indem die direkte Anrede in eine Ich-Form umgewandelt wird, können Sie ihn auch als Vorschlag für das Besprechen eines Tonbandes benützen:

Setzen oder legen Sie sich ganz entspannt hin – lassen Sie die Schultern möglichst locker und schließen die Augen. **Nun atmen Sie fest ein – halten die Luft an und lassen sie wieder ausströmen.** Alles, was Sie belastet, fließt mit dem Atem hinaus. Dann atmen Sie **noch einmal** fest ein – halten wieder an – und lassen mit dem Atem den Streß des ganzen Tages mit ausströmen.

Und nun spannen Sie alles gleichzeitig an, was Ihnen in den Sinn kommt. Machen Sie Fäuste, schneiden Sie eine Grimasse, spannen Sie die Beine, atmen Sie ein – **lassen los!** Entspannen Sie den ganzen Körper, und machen Sie sich in Gedanken langsam eine Region nach der anderen bewußt. Kontrollieren Sie, ob Sie überall losgelassen haben, und wenn Sie irgendwo noch eine Restspannung spüren, dann lösen Sie sie.

Beginnen Sie bei den **Zehen und Füßen** – überprüfen Sie, ob sie gut auf dem Boden aufstehen (beziehungsweise falls Sie liegen: ob sie sich entspannt anfühlen). Gehen Sie weiter über die **Knöchel, Waden, Schienbeine** zu den **Knien.** Lösen Sie jede Spannung. Nun zu **Oberschenkeln und Gesäß** – lassen Sie sich noch ein bißchen mehr in die Unterlage sinken. Beobachten Sie die **Hüften**, die Schwere Ihres ganzen **Unterkörpers**, die freie Atembewegung Ihres **Bauches.** Fühlen Sie nun die Entspannung im **Kreuz, im unteren und oberen Rücken, im ganzen Brustkorb bis in die Schultern.** Gehen Sie ganz langsam von den Schultern zum **Hals mit Kehle und Nacken.** Und nun weiter zum **ganzen Gesicht.** Fühlen Sie die Ruhe in Ihrem Gesicht, und lösen Sie alle kleinen Spannungen, die es hier noch gibt. Die Aufmerksamkeit gleitet nun vom Gesicht noch einmal über den Hals und die Schultern zu den **Schultergelenken und Oberarmen**, langsam weiter zu den **Ellenbogen und Unterarmen.** Nehmen Sie sich besonders Zeit für die **Hände**, und überprüfen Sie jeden einzelnen **Finger.**

Sie sind jetzt ganz angenehm entspannt. Um dieses Gefühl noch zu vertiefen, **zählen** Sie in Ihrem eigenen Atemrhythmus von 1 **bis** 10. Sie werden bei jeder Zahl, wenn Sie ausatmen, spüren, wie sich Ihr Körper noch besser entspannt.

(Nach beliebiger Zeit):

Nun wandeln Sie Ihre Entspannung um – in ein Gefühl der Frische. Sie zählen langsam von 5 bis 1 rückwärts.

5 – Kommen Sie langsam zu sich.
4 – Bewegen Sie Finger und Zehen.
3 – Machen Sie mit beiden Händen Fäuste, und ziehen Sie dreimal kräftig die Arme an. Atmen Sie aus.
2 – Machen Sie die Augen auf.
1 – Stehen Sie langsam wieder auf.

4.3 Übung in der Vorstellung

Eine sehr wertvolle Bereicherung des Repertoires von Fortgeschrittenen (und zu diesen gehören Sie nach fünf Übungswochen bereits) ist die Übung in der Vorstellung. Es ist ein mentales Training, bei dem sich die Übungen nur in der Phantasie abspielen. Voraussetzung dafür ist allerdings, daß Sie die Standardform so lange geübt haben, daß Sie eine klare Vorstellung von den verschiedenen Empfindungen der Muskelgruppen haben. Wer manche Körperteile noch nicht gut ins Bewußtsein geholt hat, möge noch etwas üben. Diejenigen aber, die sich die Langform im wahrsten Sinne des Wortes «einverleibt» haben, werden sich wundern, wie wirkungsvoll diese Übung sein kann.

Bekannte Bewegungen führen nämlich bereits in der Vorstellung zu einer Veränderung der Spannung in den Muskeln, auch wenn das nach außen hin nicht sichtbar ist. Das konnte man in sportmedizinischen Tests sehr gut nachweisen. Zum Beispiel zeigte man Skirennläufern Videos über diverse Trainingsläufe. Dabei setzte man ihnen an verschiedenen Körperteilen Meßinstrumente zur Registrierung der innermuskulären Veränderungen an. Die Sportler saßen äußerlich ganz ruhig vor den Bildschirmen und sahen zu. Die ihnen aber wohlbekannten Bewegungsabläufe, die sie da zu sehen bekamen, aktivierten ihre Vorstellung. Sie konnten sich sehr gut in die im Bild gebotene

Situation versetzen. Das wiederum veränderte die innere Spannung aller Muskeln, die an den jeweiligen sportlichen Aktionen beteiligt waren. Die Aktivität der Muskeln war natürlich nicht so stark, als wenn sie zum Skifahren direkt gebraucht worden wären. Aber im Ansatz war es das gleiche.

Das beweist, daß nicht wahllos irgendwelche Muskeln gespannt werden, sondern genau die, die zu einer bekannten Tätigkeit gebraucht werden. Wenn aber die Bewegung vollkommen unbekannt ist, so funktioniert dieser Mechanismus nicht so exakt. Ein Mensch, der das Festland nie verläßt und im Fernsehen einen Perlentaucher sieht, kann vermutlich in seinem Inneren nicht wirklich mitmachen. Ebenso ergeht es einem Mitteleuropäer, der erlebt, wie ein Afrikaner kunstfertig eine Palme besteigt. Wohl aber spielen einige Gesichts- und Schultermuskeln oder auch Teile der Oberschenkel und des Kreuzes mit, wenn wir bei einem Fernsehkrimi zwei Leute miteinander streiten sehen. Wir fühlen uns auch dementsprechend müde und strapaziert nach so einem Film, als hätten wir mitgespielt.

An diesen Erkenntnissen knüpfen wir unsere Entspannung in der Vorstellung an. Sie ist besonders geeignet für alle Situationen, in denen man in der Öffentlichkeit ist. So kann man sich bei langen Zugfahrten oder im Liegestuhl am Strand diskret entspannen. Für alle möglichen Kurzfassungen in der Vorstellung reichen aber auch kurze Fahrten in öffentlichen Verkehrsmitteln, Wartezeiten aller Art oder ein paar Momente während des Berufsalltags. Immer wenn es möglich ist, ein bißchen stillzuhalten, ist eine gute Gelegenheit für eine mentale Kurzentspannung da. Wie im Kapitel über die Voraussetzungen näher erklärt, funktioniert es sogar im Stehen und mit offenen Augen.

Sie können mental die Standardform, aber auch jede der genannten Abweichungen üben. Sie nehmen einfach den Text Ihrer Wahl und fügen überall das Wort «vorstellen» oder «erinnern» oder «denken an ...» ein.

Zum Beispiel: «Ich stelle mir die Spannung im Nacken vor – das Nach-rechts-Rollen, das Nach-links-Rollen und – das Loslassen.» «Ich denke an die Spannung in meiner dominanten Hand – wie ich sie bis in den Unterarm spüren kann. Ich denke an das Gefühl beim Loslassen – die strömende Wärme in der Hand.» «Ich erinnere mich an mein Gefühl im Bauch beim Einziehen – Hinausdrücken – Einziehen – und Loslassen.»

Spüren Sie auch bei dieser Übung immer wieder nach, und lassen Sie sich Zeit. Sie werden sich wundern, wie gut das Ergebnis ist.

Da der Atem nichts Auffallendes ist, können Sie ruhig die 2 entspannenden Atemzüge am Anfang und natürlich die 10 gewohnten Atemzüge vor der tiefsten Entspannung machen. Es wird niemand merken, außerdem ist es nicht möglich, sich das Atmen nur vorzustellen, ohne es zu machen.

Für das Zurücknehmen müssen wir uns allerdings etwas anderes einfallen lassen. Verzichten Sie auf keinen Fall darauf. Zählen Sie wie immer von 5 bis 1 rückwärts, wählen Sie aber bei der Zahl 3 eine diskretere Version. Es bieten sich je nach Möglichkeit einige «Weckmaßnahmen» an:

- Falls Sie Hosensäcke oder Jackentaschen haben, so können Sie leicht Ihre Hände darin versenken und dreimal eine kräftige Faust mit beiden Händen machen.
- Sie können auch genauso die Finger weit auseinanderspreizen.
- Wenn Sie keine Kleidung zum Verstecken der Hände haben, können Sie irgend etwas fest umfassen und dreimal zudrükken. Am besten geeignet dazu sind Armlehnen, die eigenen Knie oder am einfachsten: die andere Hand.

Probieren Sie alle diese Möglichkeiten aus, damit Sie für jede Lebenslage die passende bereithaben. Vielleicht erfinden Sie eine neue Variante, die Ihnen noch besser gefällt.

4.4 Entspannen während Sitzungen

Die Sitzung soll nur als Beispiel für eine Situation dienen, in der Sie konzentriert inmitten von Kollegen sind und dennoch in ein paar Sekunden Ihre Spannung vermindern wollen (etwa nachdem Sie gerade gesprochen haben).

Es hat sich erwiesen, daß Übungen, bei denen Sie nicht nachspüren, eher belebend wirken. Wenn Sie der Entspannung keine Chance geben, sich zu entwickeln, kommen Sie nicht in eine tiefere Schicht. Sie müssen daher in diesem Fall auch nicht zurücknehmen. Wenn Sie zum Beispiel die Oberschenkel- und Gesäßübung und/oder die Fußübungen kurz unter dem Sitzungstisch machen, werden Sie spüren, daß Sie sich nachher besser fühlen.

Aus dem eben Gesagten ergibt sich eine Warnung: Lassen Sie sich bei Ihrer Entspannung sonst wirklich Zeit: Wer die Übungen stets sehr schnell macht oder in weiterer Folge das Nachspüren für überflüssig hält, bringt sich selbst um einen guten Teil der heilenden, ausgleichenden Entspannung!

4.5 Übung zum Einschlafen

Den Schlafstörungen seien hier noch ein paar Zeilen gewidmet: Wer die Entspannung zum Ein- oder Durchschlafen verwendet, möchte sinnvollerweise nicht mitten in der Nacht hellwach sein. In diesem Fall läßt man selbstverständlich das Zurücknehmen weg und läßt sich einfach in den Schlaf gleiten. In der Früh ist es dann nicht mehr notwendig, zurückzunehmen – stehen Sie ganz normal auf.

Falls Sie aber gerade am Morgen sehr lange unter niedrigem Blutdruck leiden, kann es als Aufstehhilfe mitunter ganz angenehm sein, in gewohnter Art von 5 bis 1 zu zählen. Manchen hilft es, schneller wach zu sein.

4.6 Das Üben von einzelnen Teilen

Während man die Progressive Muskelentspannung lernt, freundet man sich manchmal mit den eigenen körperlichen Krisengebieten an. Man fühlt, daß manche entschieden mehr Zuwendung brauchen als andere. Diesen Regionen könnte man während des Tages öfters einmal eine Entspannung vergönnen. So ist es für Brillenträger oder bei der Arbeit am Computer günstig, von Zeit zu Zeit die Augenübung zu machen. Für Ängstliche ist die Atemübung wie geschaffen, für Belastete die Nackenübung.

Alles, was schmerzt oder krank ist, braucht zusätzliche freundliche Aufmerksamkeit. Es gibt eine Fülle von Anwendungsgebieten, die zum Großteil später beschrieben sind.

Für sie alle kann man maßgeschneidert ein paar Übungen aussuchen, die man über den Tag verteilt ohne großen Aufwand macht. Man läßt dabei auch die speziellen Atemzüge, die tiefe Entspannung und die Zurücknahme weg. Es wird keine großen «Wunder» geben, aber eine spürbare Erleichterung im Alltag.

4.7 Ein paar Atemzüge

Ebenso, wie es möglich ist, einzelne Übungen herauszulösen, kann man auch die Atemzüge getrennt vom sonstigen Programm machen. Vor allem, wenn sie schon die «magische», konditionierte Bedeutung angenommen haben, wirken sie ungemein lösend. Wie schon früher erklärt, haben Sie sich damit eine Möglichkeit geschenkt, in kürzester Zeit eine maximale neurovegetative Umstimmung zu erreichen.

Aber nicht nur die 10 Atemzüge können helfen. Auch die 2 Atemzüge am Beginn sind mittlerweile für viele Menschen eine Art Signal geworden: Sie bedeuten, daß man sich für einen Moment sich selbst zuwendet oder gut zu sich ist. Ob es nun vor einer Anstrengung oder nachher, in einer kleinen Pause oder beim

Schlafengehen ist, zwischen zwei Erledigungen oder wenn man sich zum Essenstisch setzt – jedesmal bringt es ein kleines Innehalten. Es könnte heißen: Ich bin wieder bei mir angekommen!

4.8 Die Freiheit, den eigenen Stil zu erarbeiten

Wie in diesem Buch immer wieder betont, vertrete ich eindeutig eine emanzipatorische Linie. Es ist mein Ziel, Ihnen Anregungen zu geben, die Sie aber dann für sich selbst verarbeiten sollten. So würde ich mir wünschen, daß Sie alle erdenklichen Variationen ausprobieren und sensibel darauf achten, was Ihnen jeweils guttut. Erlauben Sie sich darüber hinaus, auch neue Übungen zu erdenken, solange sie in unserem Schema des Haltens und Loslassens liegen. Vielleicht wollen Sie eine Übung auch öfters als zweimal machen, oder Sie müssen einen Teil weglassen, weil Sie durch Operation, Lähmung oder Gipsverband daran gehindert sind. Nehmen Sie sich die Freiheit, darauf entsprechend einzugehen.

4.9 Übersicht über die gegebenen Möglichkeiten

Zum Abschluß möchte ich alle besprochenen Variationen noch einmal, nach Zeitaufwand geordnet, auflisten:

- Die Standard- oder Langform mit zweifachem Halten und Loslassen,
- die mental geübte Standardform,
- die Halbform mit jeweils einmaligem An- und Entspannen (bzw. deren mentale Form),
- die Kurzform,
- das Üben einzelner Teile (real oder mental),
- die 10 Atemzüge und
- 2 Atemzüge mit der Vorstellung eines Innehaltens.

Ich bin überzeugt, daß es damit für jede Situation eine Möglichkeit gibt. Merken Sie, daß die Ausrede «Ich habe dazu keine Zeit!» hier nicht greift?

5 Innere Sätze

Wenn die Entspannung am tiefsten ist, sind Körper und Seele aufnahmebereit wie ein Schwamm für positive Selbstbeeinflussung. Diese Tatsache wollen wir nützen.

Wenn auch Jacobson auf diesen Bereich weniger Wert legte, so wurden doch ab den siebziger Jahren eine Reihe von kombinierten Methoden entwickelt, die den Übenden zusätzliche Möglichkeiten der Selbstkontrolle bieten. Vor allem in der gezielten Angstbewältigungstherapie und zur Änderung alter, unbrauchbar gewordener Verhaltensmuster entwickelte man mit dem Klienten «Schlüsselwörter» wie «ruhig» oder «entspannt», die in der jeweiligen Situation gemeinsam mit einer kurzen Entspannung zusätzlich helfen.

Wir müssen uns nur vorstellen, wie viele negative, einschränkende, verbietende oder abwertende Worte oder Sätze wir alle in unserem Leben hörten. Zuerst kamen sie von den Bezugspersonen, und wir waren ihnen hilflos ausgeliefert. Seither haben wir sie in unserer Seele bereits so gut gespeichert, daß wir sie «auf Knopfdruck» abrufen können. Wäre es möglich, in unserem inneren Speicher einmal nachzusehen, so würden wir unter Garantie eine Vielzahl von schädigenden Sätzen finden, denen gegenüber möglicherweise nur eine Handvoll positiver, aufbauender Formulierungen stehen. Wen wundert es da, daß so viele unter uns sich selbst dauernd schlecht machen?

Es ist daher außerordentlich wichtig, gezielt einige ganz persönliche und hilfreiche Sätze oder Worte zu entwickeln, um der Flut der «inneren Feinde» etwas entgegensetzen zu können. Wenn auch nicht von ihm erfunden (da innere Sätze ein Teil vieler alter Meditationsformen sind), aber doch sehr gut dokumentiert und untersucht sind die «formelhaften Vorsätze» im Autogenen Training von J. H. Schultz. Die sogenannte «Mittelstufe» ist ganz diesen inneren Sätzen gewidmet. Man nützt auch hier, wie in anderen Methoden, die besondere Bereitschaft des Innenlebens, sich in einem veränderten Bewußtseinszustand den eigenen Wünschen und Anweisungen zu öffnen. Zahlreiche Forschungen haben gezeigt, daß die Entspannung dadurch noch effektiver wird.

Wollen Sie für sich selbst einen guten Satz entwickeln, so sammeln Sie auf einem Blatt Papier einmal alle Ihre Beschwerden und Wünsche, die Sie zur Zeit haben. Dann wählen Sie das dringlichste Anliegen aus. Man kann sich bei einer Entspannung immer nur auf einen Wunsch konzentrieren, sonst wird es verwirrend. Dann versuchen Sie, den Satz so kurz und klar wie möglich zu formulieren. Auf jeden Fall soll es nur ein Satz sein. Auch eine Wortkombination oder ein einzelnes Wort ist sehr gut geeignet. Ihr Anliegen sollte unter allen Umständen positiv formuliert sein, das heißt, vermeiden Sie «nicht», «keine» etc. Beispielsweise können Sie bei einem schmerzenden Knie sich innerlich «Mein Knie heilt» vorsagen (statt «Mein Knie schmerzt nicht mehr»).

Im Prinzip haben Sie die Möglichkeit, einen Wunsch aus einer der drei folgenden Gruppen zu wählen:

- körperliche Beschwerden
- psychische Beschwerden und
- Verhaltensänderungen.

Zu den körperlichen Beschwerden:
Unter der Voraussetzung, daß die organischen Probleme medizinisch abgeklärt sind, ist es durchaus möglich, die Selbstheilungskräfte durch innere Sätze zu aktivieren. Formulieren Sie kurz und klar das Ziel der Verbesserung der gestörten Körperfunktion. So können Sie sich zum Beispiel bei Schnupfen «Schleimhaut der Nase angenehm kühl und trocken» vorsagen. Bei gynäkologischen Störungen wirkt eine bessere Durchblu-

tung oft sehr heilsam, und man könnte beispielsweise einfach sagen: «Becken warm». Wärme ist bekanntlich bei etlichen Beschwerden hilfreich. Überall dort, wo Sie auch eine Wärmeflasche oder eine Bestrahlungslampe einsetzen könnten, ist auch eine Wärmesuggestion in der Entspannung angebracht. So wird etwa der Satz «Nacken und Schultern sind angenehm warm» bei den so häufigen Schmerzen in dieser Region als äußerst wohltuend erlebt.

Schmerzen sind überhaupt ein besonderes Kapitel der Entspannung. Obwohl der Schmerz an sich ein sehr wichtiges Warnsignal des Körpers ist, der genau über den Störungen wacht, wollen ihn die meisten Menschen so klein wie möglich halten. Und das ist in der Tat auch möglich. Wie unterschiedlich mit Schmerz umgegangen wird, sieht man im Vergleich verschiedener Völker. Ich selbst konnte in Asien Zeugin etlicher ritueller Selbstverletzungen sein, wie zum Beispiel Durchbohren der Wangen mit dikken Ästen und dergleichen. Die Betroffenen litten augenscheinlich unter keinen Schmerzen. Das bedeutet, daß sie über innere Möglichkeiten verfügen, sich vom Schmerz zu distanzieren. Es ist zwar nicht anzunehmen, daß man in unserer Kultur so weit kommt, aber es lohnt sich allemal, daran zu arbeiten.

Ein beträchtlicher Teil des Schmerzes ist auf das Konto von Angst und Verkrampfung zu buchen. Beide lassen sich schon allein durch die Entspannung wesentlich lindern. Darüber hinaus empfiehlt sich der Satz «Schmerz ganz gleichgültig». Mit ihm kann man sich vom Schmerz innerlich etwas entfernen. Er bleibt zwar, aber man erlebt ihn nicht mehr so quälend.

Zu den psychischen Beschwerden:
Die zweite Gruppe, der wir uns zuwenden, sind die psychischen Probleme. Ihre Palette ist riesengroß, und wir können hier nur einiges kurz anreißen. In den entsprechenden Kapiteln dieses Buches werden Sie auch immer wieder Anregungen für Formulierungen entsprechender Sätze finden. Alle Krisen, Konflikte, Ängste, Zwänge etc. bieten reichlich Stoff dafür.

Ein Universalsatz, der immer einsatzbereit ist, wäre zum Beispiel: «Ich bin ganz ruhig und entspannt», aber auch (als kleine Auswahl) die Sätze «Ich bin frei von quälenden Gedanken», «Ich erlebe meinen Wert», «Ich weiß, was ich will», «Ich bin ich», «Ich kann nein sagen» oder «Ich kenne meine Grenzen» haben ihre Anhänger gefunden. Sie stärken die positiven Kräfte und führen Schritt für Schritt zu mehr Selbstvertrauen.

Zu den Verhaltensänderungen:
Das dritte Anliegen, das wir mit den inneren Sätzen erreichen können, sind schließlich die Verhaltensänderungen. Im Alltag begegnen wir immer wieder den Versuchen, lästigen und mühsamen Vorhaben aus dem Weg zu gehen. Selbst wenn man schon längst eingesehen hat, daß es sinnvoller wäre, abends nicht so spät zu essen, den Schreibtisch endlich aufzuräumen, den Brief an die Patentante zu schreiben, Rechnungen zu begleichen oder sich Informationen über einen Jobwechsel zu holen – wir tun es nicht, und es geschieht leider nicht von selbst.

Bei diesen vielen Vorsätzen, die sich quälend auf das Gewissen legen und einen nicht wirklich ruhig sein lassen, empfiehlt es sich, einen kleinen Schritt auszuwählen, ihn positiv zu formulieren und in die Entspannung einzubauen. Es hat sich schon sehr oft erwiesen, daß dieser Schritt am nächsten Tag wirklich viel leichter vonstatten geht. Gestärkt durch dieses Erfolgserlebnis ist es in der Folge leichter, den nächsten kleinen Schritt anzugehen (bis man sein Ziel erreicht hat).

Es ist somit sinnvoll, das Ziel klar festzusetzen und den Weg dahin in kleine Abschnitte zu zerlegen. Diese dann nach und nach anzugehen ist stets erfolgreicher, als sich die Ziele (ohne konkrete Zwischenschritte) einfach herbeiwünschen zu wollen.

Nun eine kleine kunterbunte Kostprobe von «Wünschen an das Innenleben», wie sie in meinen Kursen vorkamen:

«Ich mache nur meinen Teil»
«Ich genieße»

«Zeit, Ruhe und Gelassenheit»
«Ich lasse los»
«Den Weg finden»
«Manches einfach gehen lassen»
«Eins nach dem anderen»
«Hormonhaushalt ausgeglichen»
«Mein Kopf ist klar und wach»
«Meine Ängste lösen sich»
«Ich bin gelassener»
«Verkühlung löst sich auf»
«Ich bin zufrieden»
«Geschehen lassen»
«Ich gebe ab» …

Auch wenn Sie von diesen Sätzen angeregt sind, übernehmen Sie aber bitte keinen davon, wenn er nicht genau Ihren Bedürfnissen entspricht. Suchen Sie nach Ihrer eigenen, persönlichen und passenden Form. Der innere Satz sollte, wie schon betont, klar und positiv, aber vor allem gefühlsmäßig stimmig sein.

6 Mögliche Schwierigkeiten und ihre Lösungen

Bei jeder menschlichen Tätigkeit können von Zeit zu Zeit Unsicherheiten auftreten. Man fragt sich: «Ist es optimal, wie ich es mache? Oder sollte ich etwas verändern?» Solche Fragen können natürlich auch bei der Entspannung auftreten. Daher ist es nützlich, sich den am häufigsten gestellten Fragen zuzuwenden.

Einleitend ist festzustellen, daß es bei der Progressiven Muskelentspannung keinerlei gefährliche Situation geben kann. Auch wenn man Teile vergißt, die Übungen abändert oder verkürzt – es gibt absolut nichts, das schaden könnte. Daher können Sie sich bereits halbwegs entspannt und jedenfalls vertrauensvoll den Übungen zuwenden, denn ein wirkliches «Falschmachen» gibt es nicht.

Nun aber zu einigen möglichen Irritationen:

6.1 Geräusche aus der Umwelt

Niemand von uns lebt auf einer einsamen Insel. Wir sind von «lieben» Mitmenschen umgeben, und diese machen auch Lärm. Ist der Lärm allzu groß (wie etwa ein Preßlufthammer in nächster Nähe), so wird die Entspannung auch entsprechend beeinträchtigt sein, und es wäre besser, den Ort zu wechseln.

Handelt es sich aber um den normalen Alltagslärm, wie erträgliche Motorengeräusche, Straßenverkehr, Stimmen aus dem Nebenraum etc., so kann man durchaus einen «Schutzschild der Gleichgültigkeit» dazwischenlegen. Man stelle sich vor, daß einen diese Geräusche jetzt nichts angehen, sondern daß man sich für ein paar Minuten nur selbst wichtig ist. Als ein hilfreicher Satz hat sich «Außengeräusche ganz gleichgültig» erwiesen. Am besten, man flicht diese Worte gleich am Anfang nach den zwei entspannenden Atemzügen ein und wiederholt sie noch einmal. Manchmal spürt man förmlich, wie sich eine schützende Distanz dazwischenlegt.

Ein größeres Problem sind schrille, plötzliche Geräusche wie etwa das Läuten des Telefons oder der Türglocke. Sie vermögen einen für gewöhnlich aus dem Tiefschlaf zu reißen, also haben sie auch die Kraft, die Entspannung zu unterbrechen. Das ist zwar nicht angenehm, und das Herz kann durch das Aufschrekken kurzfristig stark klopfen, aber es wird sich wieder beruhigen. Machen Sie sich jedenfalls keine Sorgen um die unterbrochene Entspannung. Sie hatten wenigstens ein paar Momente für sich und werden sich Ihre Gelassenheit bei nächster Gelegenheit wieder holen.

Schwierig wird es, wenn Sie Ihre Kleinkinder irgendwo schreien oder schluchzen hören. Da Sie vermutlich gleich handeln müssen, nehmen Sie kurzentschlossen zurück, um wieder bei Ihrer vollen Reaktionsfähigkeit zu sein.

6.2 Zeitdruck

Viele, vor allem berufstätige Menschen stehen unter permanentem Zeitdruck. Ein Termin jagt den anderen, und die anfallenden Arbeiten sollten am besten schon vorgestern erledigt sein. Keiner möchte heutzutage in Mitteleuropa auf irgend etwas warten. «Zeit ist Geld», und darauf will niemand verzichten. Leise Zweifel über die Sinnhaftigkeit dieses Systems kommen jedem, der in südlichere Regionen oder manche andere Erdteile reist. Immer wenn ich erlebe, wie zum Beispiel Asiaten zufrieden und heiter lange Wartezeiten auf sich nehmen, und in mir die Bilder der gehetzten Gesichter unserer Mitbürger aufsteigen, bin ich mir sicher, daß wir uns mit dem Zeitdruck nichts Gutes tun.

Nichtsdestotrotz – wir haben nun einmal dieses Problem des Zeitdrucks und müssen uns deshalb auch eine Lösung für die Entspannung einfallen lassen.

Eine wichtige Voraussetzung dafür, daß man auch an einem sehr gedrängten Tag Entspannung machen kann, ist das Bewußtsein genau dieser Tatsache. Wenn man in der Arbeit die Entspannung ständig verdrängt, bis kein Gedanke daran mehr im Gehirn vorhanden ist, dann wird sie auch nicht mehr im Alltag vorkommen. Sofern man sich aber klar macht, daß gerade an so einem Tag das Ent-Spannen nahezu lebensnotwendig ist, wird man sich auch winziger Gelegenheiten dazu bewußt. Wie in verschiedenen Kapiteln immer wieder betont ist, haben wir mit der Progressiven Muskelentspannung eine überaus anpassungsfähige Methode, die für viele Situationen eine Möglichkeit bereit hat.

So wird jener, der dafür offen ist, merken, daß man beispielsweise auf der Toilette sehr gut eine Kurzentspannung machen kann. Während man kurz auf einen Telefonanruf wartet, lassen sich vielleicht ein paar Schulter- oder Bauchübungen einbauen – und schon fühlt man sich etwas besser. Unter dem Schreibtisch kann man selbst in einem Großraumbüro mitten unter den Kollegen Bein- und Fußübungen machen, und sogar in der Besprechung, wenn man sich wieder einmal über die haarsträubenden Aussagen des Konkurrenten ärgert, lassen sich Handübungen unterbringen.

Jede «lästige» Wartezeit auf die öffentlichen Verkehrsmittel kann zur willkommenen Chance für ein paar Übungen werden. Diese Liste läßt sich nahezu beliebig fortsetzen. Ich vertraue diesbezüglich auf Ihren Einfallsreichtum. Sie werden merken, daß selbst winzige Zeitabschnitte sehr genußvoll werden können, wenn man erst einmal die Methode im Repertoire hat.

Eines vermeiden Sie auf jeden Fall: Spulen Sie nicht ein ganzes Programm ab, wenn Sie nicht wenigstens eine Viertelstunde Zeit dafür haben. Eine Muskelentspannung im Blitztempo «herunterzubeten», ohne wenigstens kurz nachzuspüren, hat wenig Sinn. Machen Sie im Zweifelsfall lieber nur ein paar Übungen oder die Kurzfassung – aber die mit Genuß!

6.3 Konzentrationsschwierigkeiten

Viele nervöse Klienten können sich schwer konzentrieren. Dafür kann es verschiedene Gründe geben. Einer davon ist eine allgemeine Überforderung durch die momentanen Probleme des Alltags. Wessen Kopf voll von ungelösten Aufgaben, Berufsstreß und Beziehungsschwierigkeiten ist, der kann einfach zum jetzigen Zeitpunkt nicht mehr gut in sich hineinhorchen, weil das Übermaß an Streß wie eine Welle über ihn hinwegrollt. In so einem Fall kann man nur hoffen, daß sich in den nächsten Tagen und Wochen durch die Entspannung einiges löst und wieder ein bißchen Kraft zur Konzentration aufkommt.

Eine weitere Quelle der Konzentrationsschwierigkeit kann eine depressive Verstimmung (oder eine «ausgewachsene» Depression) sein. In einer solchen Phase ist die eingeengte Sichtweise und der Mangel an Möglichkeiten, sich auf etwas einzustellen, ein häufiges und gut bekanntes Symptom. Wenn dies der Fall ist, müßte man erst die Wurzel des Übels, nämlich die Depression, behandeln.

Der weitaus verbreitetste und harmloseste Grund für Konzentrationsschwierigkeiten ist jedoch der Mangel an Übung. Es ist erwiesen, daß die Konzentration verbessert werden kann, und eine sanfte Übung wie die Progressive Muskelentspannung ist nahezu ideal dafür. Wer sich oft konzentrieren muß oder möchte, wird merken, daß es jedesmal ein bißchen besser geht. Ungeübte können normalerweise nicht länger als zehn Sekunden bei der Sache bleiben, ohne daß die Gedanken abschweifen. Ärgern Sie sich jedenfalls nicht darüber, denn das verkrampft Sie noch mehr. Nehmen Sie es als eine Gegebenheit, die Sie nun langsam und liebevoll verbessern werden. Sobald Sie merken, daß Ihre Gedanken wieder umherschweifen, lassen Sie sie einfach wieder los und kommen mit Ihrer Aufmerksamkeit zu sich zurück – immer wieder und jeden Tag ein wenig länger!

6.4 Plötzlich auftretende Gedanken und Gefühle

In jedem Abschnitt der Entspannung können bestimmte (manchmal lang verdrängte) Gedanken, innere Bilder und besondere Gefühle auftreten. Ich meine damit nicht die vorher besprochenen Gedanken, die sich mit sogenannten «Tagesresten» (also den zuvor erlebten Situationen in Beruf und Freizeit) befassen und noch einmal abspulen, was Sie im Büro geschrieben, der Nachbarin gesagt und für die Kinder eingekauft haben. Auch jene Gedanken an unmittelbar nachfolgende Tätigkeiten (wie: Was werde ich kochen? Welcher wird mein nächster Arbeitsschritt sein?) sind nicht damit gemeint.

Die hier besprochenen inneren Vorstellungen unterscheiden sich vom «Alltagskram» dadurch, daß sie unerwartet auftreten und mit den Übungen oder dem heutigen Tag oberflächlich gesehen nicht zusammenhängen. So kann plötzlich eine Erinnerung an ein Erlebnis der Kindheit oder ein Gefühl der Freude oder Trauer aufkommen, es kann die Vorstellung einer Farbe innerlich auftauchen oder ein Urlaubsbild. Die Palette der Möglichkeiten ist unerschöpflich.

Erschrecken Sie nicht, denn all diese unerwarteten Vorstellungen sind normal. Sie können «live» beobachten, was das Wunderwerk ihres Gehirns alles gespeichert hat und wie sich durch einen ungewohnten «Knopfdruck» plötzlich ein inneres Türchen öffnet und etwas aus dem reichen Schatz freigibt. Dieses Freiwerden von Gedanken und Gefühlen ist allerdings niemals zufällig, irgendeine kleine Bewegung oder Muskelkontraktion ist mittels Gedankenverbindung («Assoziation») damit verbunden. Also: Wenn Sie in der Entspannung die Luft anhalten, kann sich zum Beispiel irgend etwas in Ihnen daran erinnern, wie Sie sich als Kind im Dunkeln fürchteten und ebenfalls die Luft anhielten, damit die Geister Sie nicht hören konnten.

Oder: Beim Loslassen des ganzen Körpers kommt vielleicht ein inneres Bild hoch, wie Sie im Sommer vor drei Jahren auf einer Matte am Strand lagen. Der Wind streichelte sanft Ihren Körper, und alle Sorgen waren weit weg.

Die Psychotherapie ist nahezu darauf angewiesen, daß assoziativ Erinnerungsbilder hochsteigen. Sie sind nützliche Hinweise und ein Einstieg in tiefere Schichten. Auch wenn Sie gerade nicht die Gelegenheit haben, mit einem Psychotherapeuten die Bilder aufzuarbeiten und zu entschlüsseln, können Sie selbst diese Impulse Ihres Innenlebens interessiert registrieren. Versprechen Sie dem Gedanken, sich nachher mit ihm zu befassen, und gehen Sie wieder zur Entspannung über.

Im Anschluß (oder wenn Ihre Zeit das nicht erlaubt, möglichst bald) machen Sie sich ein paar Notizen über Ihr Erlebnis mit sich selbst. Manchmal hat ein Gefühl oder eine Erinnerung schon lange darauf gewartet, endlich in Ihr Bewußtsein auftauchen zu dürfen, und es hat es sich verdient, mit Aufmerksamkeit betrachtet zu werden. Vielleicht können Sie es auch jemandem erzählen und im Gespräch neue Erkenntnisse über sich selbst gewinnen, oder Ihre Nachtträume setzen das Thema fort. Auf jeden Fall: Auch wenn das Gefühl schmerzlich sein sollte, ist es trotzdem eine Kostbarkeit Ihres Innenlebens und möchte entsprechend behandelt werden.

6.5 Erfolgserwartungen und Ungeduld

Ein relativ weit verbreitetes Handicap für den Genuß der Entspannung sind überhöhte Erfolgserwartungen und eine große Ungeduld. Es gibt immer wieder Klienten, die sich wahre Zauberei erwarten und dann enttäuscht sind, wenn sie realisieren, daß sie sich etwas erarbeiten müssen. Viele Jahre hat man sich ein Fehlverhalten angezüchtet und sich an die diversen Verspannungen im Körper gewöhnt – nun soll alles auf einen Schlag weg sein. Da aber jeder Mensch ein gewisses Beharrungsvermögen hat, will er die «liebgewonnenen» Gewohnheiten nicht so leicht loslassen.

Setzen Sie sich nicht unter Druck, denn damit erreichen Sie das Gegenteil von Entspannung. Jeder hat sein eigenes Tempo für Lernprozesse. Der eine braucht mehr, der andere weniger Zeit für ein spürbares Ergebnis. Das ist aber keinerlei Kriterium für den bleibenden Erfolg. Es ist daher sinnvoll, sich nicht dauernd zu vergleichen und abzuwerten, sondern sich einmal (vielleicht erstmalig) das maßgeschneiderte Tempo zu vergönnen.

Möglicherweise hat man Sie so viele Jahre unter Druck gesetzt, daß Sie diese Funktion nun selbst übernommen haben. Wie lange soll das weitergehen?

6.6 Unerwartete körperliche Empfindungen während der Entspannung

So wie die Psyche überraschend reagieren kann (wie schon besprochen), so kann auch der Körper mit Empfindungen reagieren, mit denen man nicht rechnete.

Der Körper hat ein großes Repertoire an Ausdrucksmöglichkeiten. Wir nennen das die Körpersprache. Zu ihr gehören nicht nur die sichtbaren Anteile wie Bewegungen, Haltungen und Gesichtsausdruck, sondern auch alle Reaktionen, die unsichtbar im Körperinneren stattfinden. So ist die Arbeit der Drüsen oder eine Veränderung der Blutzufuhr (um nur einige Beispiele zu nennen) ebenfalls ein Ausdrucksmittel. Alle diese Empfindungen sind gesund und normal. Da viele Menschen aber selten in sich hineinhorchen, wundern sie sich über ihre neuen Erfahrungen mit ihrem Körper.

Jede Form von Kribbeln, Strömen, Erwärmen, Glucksen etc. ist ein gutes Zeichen, denn es bedeutet, daß sich Blockaden lösen und die «Säfte» zu fließen beginnen. Auch leichte sexuelle Erregung kann mitunter als Zeichen einer besseren Durchblutung des Beckens auftreten.

Niemals sollten Schmerzen durch zu starkes Anspannen entstehen. Wenn sie aber auf Grund irgendeines Defektes vorhanden sind, so werden sie nun manchmal etwas deutlicher gespürt, da sie in der Entspannung nicht verdrängt werden. Ich habe sehr oft erlebt, daß Schmerzen durch die Entspannung entschieden leichter wurden. Ist dies nicht der Fall, so setzen Sie die entsprechende Übung zeitweise aus oder deuten sie nur an. Sofern Sie ihre Schmerzen noch nicht ärztlich abgeklärt haben, wäre es jetzt an der Zeit dazu.

6.7 Unvermögen, bestimmte Muskelgruppen zu entspannen

Manchmal kann eine Krankheit, eine Lähmung oder ein Gipsverband verhindern, die entsprechenden Muskeln zu spannen und zu entspannen. In diesen Fällen empfiehlt es sich, diese Körperpartien nur in der Vorstellung zu trainieren. Es hat sich erwiesen, daß auch so diese Teile einen großen Gewinn davon haben. Sogar bei amputierten Gliedmaßen, die Phantomschmerz erzeugen, habe ich auf diese Weise bei Klienten gute Erfahrungen gemacht. Nach Operationen oder bei schmerzhaften Zahnbehandlungen lassen Sie die Übungen der entsprechenden Region eine Zeitlang aus, oder machen Sie sie nur in der Vorstellung, solange Sie Beschwerden haben. Das gleiche gilt für alle jene, die von sich wissen, daß sie sehr leicht Muskelkrämpfe (besonders im Wadenbereich) bekommen. Deuten Sie das Anspannen nur an.

6.8 Erkältungen

In der Tat ist es gar nicht so einfach, bei laufender Nase, gewaltigen Niesausbrüchen und ständigem Hustenreiz zu entspannen. Lassen Sie sich aber trotzdem nicht davon abhalten, denn schließlich können Sie Ihre Beschwerden mit Entspannung und inneren Sätzen verbessern. Wichtig dabei ist, daß Sie nichts unterdrücken. Ein Hustenreiz kann quälend sein und Ihre Aufmerksamkeit ständig auf sich ziehen. So sind Sie blockiert und daran gehindert, sich auch Ihren anderen Körpergefühlen zuzuwenden. Daher: husten Sie, niesen Sie, schneuzen Sie sich, wann immer Sie es für notwendig befinden. Nachher sind nicht nur Ihre Luftwege wieder frei, sondern auch Ihre Aufmerksamkeit ist wieder voll da.

Ein etwas anderes Problem ist der Raucherhusten. Vor allem starke Raucher können weder tief einatmen, noch den Atem halten, ohne zu husten. In diesem Fall empfiehlt es sich, sensibel auszuprobieren, wo die persönliche Grenze des Einatmens ohne Husten liegt. Auch wenn zur Zeit daher nur ein flaches Atmen möglich ist, so müssen wir es als momentane Gegebenheit zur Kenntnis nehmen und hoffen, daß durch die Entspannung auch eine Form der Antirauchtherapie, wie sie in einem späteren Kapitel beschrieben ist, möglich wird.

6.9 Häufige Bewegungen

Es gibt Menschen, denen es unendlich schwer fällt, ruhig zu sitzen und zu liegen. Meistens waren sie schon als Kinder richtige «Zappler». Diesen kommt eine Entspannungsart wie unsere sehr entgegen, kann man doch die innere Unruhe durch die rhythmischen Spannungsübungen gut abreagieren. Sie werden mit Sicherheit die Entspannung mit konkreten Muskelkontraktionen der Übung in der Vorstellung vorziehen.

Die einzige Passage, wo ruhiges Sitzen angebracht wäre, ist die Zeit nach den «magischen» zehn Atemzügen. Sie stellt für manche eher eine Belastung dar (was sie keinesfalls sein sollte). Wenn das für Sie zutrifft, dann nehmen Sie wieder zurück, wenn das Angenehme ins Unangenehme zu kippen droht. Mit der Zeit werden Sie immer länger genießen können.

Für alle anderen gilt: Suchen Sie sich zu Beginn der Entspannung die optimale Haltung. Wenn Sie aber zwischendurch bemerken, daß diese Stellung irgendwo unangenehm wird, dann verändern Sie sie (nötigenfalls auch mehrmals). Sie sollen sich immer dabei wohl fühlen, und es soll niemals anstrengend sein.

6.10 Die Angst vor dem Kontrollverlust

Jeder Mensch möchte ein gewisses Maß an Kontrolle über sein Leben haben, denn das gibt Sicherheit. Das Ausmaß dieses Kontrollbedürfnisses ist aber bei jedem verschieden. Seine Wurzeln liegen in der frühen Kindheit. Wer in seinem ersten Lebensjahr die Gelegenheit hatte, ein sogenanntes «Basisvertrauen» zu erwerben, wird auch in seinem weiteren Leben vertrauensvoll auf seine Umgebung zugehen. Wer aber in einer verunsichernden Atmosphäre und mit großen Stimmungsschwankungen der betreuenden Bezugspersonen aufwuchs, der hat nicht das Glück, eine ausreichend stabile Basis zu haben. Er muß die Situation, in der er sich befindet, immer wieder kontrollieren, um sicher zu sein, daß nichts Bedrohliches vorhanden ist.

Die «Angstmacher» kommen aber nicht nur von außen, sie sind auch im eigenen Gefühlsleben angesiedelt. Es nützt daher nichts, dem Betreffenden zu versichern, daß er weder Angst vor bösen Eindringlingen noch vor den Personen im Raum haben muß, denn die Gefahr lauert auch im Inneren durch den Verlust der Selbstkontrolle.

Betroffene meiden daher alle Situationen, in denen sie anderen ausgeliefert sind (wie auf dem Beifahrersitz im Auto, auf dem Behandlungsstuhl des Zahnarztes etc.) oder in denen die Selbstkontrolle geschwächt wird. Dazu gehören alle «Attacken» auf ihr Gefühlsleben wie emotionale Filme, Sexualität und Zärtlichkeit, aber auch ein genüßliches Entspannen.

Wenn Sie zu jenen gehören, die auf Grund ihrer schlechten Erfahrungen in ihrer ersten Lebenszeit schwer die Kontrolle loslassen können, dann nehmen Sie die Entspannung als eine neue Möglichkeit, sehr behutsam Ihr Repertoire zu erweitern. Lassen Sie sich vor allem Zeit! Die alten Wunden heilen sicher nicht schnell, aber die Entspannung kann so etwas wie Balsam darauf sein. Machen Sie sich klar, daß Sie jederzeit die Entspannung abbrechen können, wann immer Sie es wollen.

Versuchen Sie aber doch, bis an Ihre persönliche Grenze zu gehen. Sie werden merken, daß sie sich immer mehr verschieben wird, bis Sie mit gutem Gefühl die Entspannung bis zum Ende genießen können. Grundsätzlich ist gerade die Progressive Muskelentspannung die Methode der Wahl für alle, die Angst vor Kontrollverlust haben. Läßt einen doch das immer wiederkehrende Anspannen den Körper (und damit sich selbst) fest und wach fühlen. Dadurch kommt keine Furcht auf, auf irgendeiner unbekannten Welle des herabgesetzten Bewußtseins wegzuschwimmen. (Bei vielen anderen Entspannungsarten und bei der Meditation kann dieses Gefühl des Sich-Verlierens viel leichter auftreten.)

Nötigenfalls gehen Sie in Schritten vor: Lassen Sie zu Beginn die Augen offen und richten den Blick auf den Boden oder die Wand vor sich. Üben Sie den «weichen Blick», mit dem Sie alles nur unscharf wahrnehmen (wie im Abschnitt über die Entspannungshaltung dargestellt wurde). Vielleicht können Sie nach und nach die Augen einfach zufallen lassen. Gehen Sie vor allem liebevoll und behutsam mit sich selbst um. Nur so können Sie Ihr Manko an Vertrauen langsam auffüllen.

6.11 Schlaf

Nach der Schwierigkeit des Loslassens oder Fallenlassens wenden wir uns nun dem Gegenteil zu: der allzugroßen Bereitschaft, beim Entspannen einzuschlafen. Hiermit sind natürlich nicht jene von Schlaflosigkeit Geplagten gemeint, die endlich durch die Entspannungsübungen einschlafen können.

Fühlen Sie sich angesprochen, wenn Sie zu den Menschen gehören, die mit einer gewissen Regelmäßigkeit nach kurzen Minuten sanft schlummern. Sie kommen kaum jemals zu den späteren Übungen, vernachlässigen daher die weiteren Körperpartien und schaffen es fast nie, sich innere Sätze vorzusagen. Darüber hinaus ist es schwierig, die Zeit der Entspannung festzulegen, denn Sie haben natürlich keinen Wecker eingestellt, da Sie nicht vorhatten zu schlafen. Das schränkt das Repertoire der vielen Möglichkeiten der Progressiven Muskelentspannung empfindlich ein, da Sie nur entspannen können, wenn Sie unbegrenzt Zeit dazu haben, und nicht, wenn Sie zwischendurch dringend eine kleine Erholung brauchen. Sie sind in guter Gesellschaft! In nahezu jedem Kurs sitzt mindestens einer, der zwar die Armübungen bestens beherrscht, aber kaum bis zu den Füßen kommt.

Was können Sie dagegen tun?

Zunächst einmal vermeiden Sie zum Üben Situationen, in denen man grundsätzlich leicht einschläft, zum Beispiel am Morgen nach dem Aufwachen oder nach einem üppigen Mittagessen. Da wäre es vielleicht besser, kurz an die frische Luft zu gehen oder zumindest ans offene Fenster. Wenn Sie ein Schlafmanko haben, dann schlafen Sie sich (vor allem in der Lernphase) einmal gründlich aus und achten Sie in der nächsten Zeit auf genügend Nachtschlaf. Wenn Sie die Entspannung einmal gut in Ihrem Innenleben verankert haben, können Sie sie auch in übermüdetem Zustand einsetzen.

Auch für Ihr Problem haben wir einen nützlichen Satz. Sagen Sie sich nach den beiden Atemzügen zu Beginn zweimal innerlich folgendes vor: «Mein Körper ist entspannt, mein Geist bleibt wach!»

II Das weite Feld der Anwendungsmöglichkeiten

Nun kommen wir zu dem großen Gebiet der Anwendungsmöglichkeiten der Progressiven Muskelentspannung. Ich widme diesem Thema besonders viel Aufmerksamkeit, denn ich bin der Meinung, daß man durch die Vielfalt, die dieses Entspannungsprogramm bietet, erst darauf kommt, wie universell man es einsetzen kann. Ich vermute, daß Sie als Leser da und dort eine neue Möglichkeit erkennen werden, an die Sie vorher gar nicht dachten.

Ich werde mit einer Fülle von Einsatzvorschlägen für den noch oder wieder Gesunden beginnen. Danach wenden wir uns der sehr häufigen Situation zu, in der man merkt, daß man sich wieder einmal übernommen hat. Im Abschnitt «Wenn die Kraft abnimmt» verfolgen wir alle Abstufungen von Energieverlust – von leichten Formen bis zum gefürchteten Burnout-Syndrom. Anschließend widmen wir uns dem Menschen in Krisen. Hierher gehören alle Formen von Beziehungsproblemen, Konflikten, Verlusten, Lebenskrisen etc. Ein weites Feld! Denn wer von uns muß nicht von Zeit zu Zeit durch eine krisenhafte Lebensphase?

Wenn Krisen durch verschiedene Umstände nicht optimal aufgelöst werden können, kommt es sehr leicht zu psychischen Problemen (die natürlich auch andere, «frühere» Ursachen haben können). Diese Neurosen (Ängste, Zwänge und Depressionen) werden uns in den nächsten Kapiteln beschäftigen. Da die Angst traditionellerweise «das» Anwendungsgebiet der Progressiven Muskelentspannung ist, wird ihr ein besonders ausführliches Kapitel «geweiht». Der darauffolgende Abschnitt kümmert sich um vorwiegend körperliche Probleme wie Schmerzen,

Kreislaufstörungen, Beschwerden des Stützapparates und dergleichen.

Selbstverständlich gibt es überall auch eine psychische Komponente, die aber hier eher im Hintergrund steht. Dieses Kapitel wird vermutlich all jene besonders interessieren, die mit körperlichen Schwierigkeiten zum Hausarzt gingen, der ihnen daraufhin ein Entspannungsverfahren empfahl, das am Körper ansetzt: die Progressive Muskelentspannung.

Letztendlich haben wir noch ein Sammelbecken verschiedenster Anwendungsformen, deren Inhalt die frustrierte Lust und die Sucht ist. Ich bin sicher, daß die Liste nicht vollständig ist. Ich habe mich jedoch großteils an die Gebiete gehalten, in denen ich durch meine Arbeit persönliche Erfahrungen habe.

Wenn Sie, lieber Leser, aber neue Möglichkeiten ausprobieren wollen, so kann ich Ihnen nur Mut zusprechen und Ihnen alles Gute wünschen!

Den Abschluß bilden sinngemäß – wie könnte es anders sein – die Grenzen der Methode.

1 Anwendungsgebiete für den noch (oder wieder) Gesunden

Im Prinzip ist jedes Entspannungsverfahren im westlichen Kulturkreis für Menschen mit Schwierigkeiten geschaffen worden – auch die Progressive Muskelentspannung. Viele sind noch nicht so weit, daß sie vorbeugende Maßnahmen als so sinnvoll erachten, daß sie sich ihnen freiwillig widmen und sie ins Leben einbauen. Das ist selbstverständlich bedauerlich, denn mit Entspannung könnten viele seelische und körperliche Schwierigkeiten verhindert werden. In der Realität investiert der klassische Entspannungsinteressent sowohl Zeit als auch Geld erst dann, wenn irgendein massives Problem auftritt. Wie überall findet nichts ohne den sogenannten «Leidensdruck» statt, wenn es um eine Veränderung gehen soll.

Wenn ich also die Anwendung der Progressiven Muskelentspannung für noch oder wieder Gesunde ankündigte, so wende ich mich an eine kleine Gruppe Weitblickender und eine große Anzahl von Menschen, die Leid erfahren mußten und dabei die Segnungen der Entspannung kennenlernten. Das, was zuerst ein Mittel der Wahl war (häufig um Medikamente zu sparen), wurde im Laufe der Zeit zu einem Bedürfnis. Es wird ein Teil des Alltags, der die Lebensqualität erhöht – eine Möglichkeit zur Selbstregulierung und Gesundheitsvorsorge.

1.1 Die Entwicklung eines Frühwarnsystems

Die Progressive Muskelentspannung ist, wie wir inzwischen wissen, ein Entspannungsverfahren, das von der fühlbaren

Spannung und Entspannung der Muskeln ausgeht. In den Muskeln zeigt sich, wie bei einem Meßgerät, was im Innenleben eines Menschen vor sich geht. Nun gibt es einige Techniken, mit denen Veränderungen der Spannung registriert werden können wie zum Beispiel Durchblutung, Temperaturveränderungen oder Hautleitfähigkeit (um nur einige zu nennen). Für sie alle benötigt man aber Geräte. Die unterschiedliche Muskelspannung ist aber ein idealer Indikator, der immer und überall und vor allem von Laien gut gespürt werden kann (außer sie sind gelähmt).

Wenn wir im Laufe des Entspannungstrainings unsere Aufmerksamkeit auf die speziellen Gefühle der Spannung, der langsamen Lösung und der Entspannung in den verschiedenen Körperregionen richten, so erleben wir (und das wird mir auch immer wieder berichtet), daß die Sensibilität für den Körper und seine Reaktionen enorm steigt. Hatte man früher die Verspannung erst bei auftretenden Schmerzen registriert, so wird sie nun schon im Ansatz «erfühlt». Und diese Fähigkeit wird mit zunehmender Übung immer besser und genauer. Früher als bisher warnt der Körper: Achtung! Hier baut sich eine Verspannung auf! Löse sie bitte, oder ich werde dich mit Schmerzen oder Erschöpfung bestrafen!

Da ist es gut, wenn man die Methode der Progressiven Muskelentspannung beherrscht, denn sie hat ein sehr differenziertes Rüstzeug entwickelt, um auf die «Sprache» des Frühwarnsystems adäquat zu antworten. Wir haben nun die Möglichkeit, ein komplettes Entspannungstraining zu machen, oder wir können uns den «bedrohten» Muskelgruppen einzeln widmen, die Spannung lösen und den beginnenden Schmerz effektiv aussteuern. Somit haben wir eine ideale Form der Vorbeugung.

1.2 Bewegungsarmut

Der zivilisierte Mensch bewegt sich erwiesenerweise zu wenig. Die körperliche Tätigkeit wich durch die Technisierung in den letzten Jahrzehnten kontinuierlich einer geistigen. Bei vielen Menschen ist die physische Aktivität nur mehr als minimal zu bezeichnen. Dieser Bewegungsmangel mit der dadurch bedingten herabgesetzten körperlichen Leistungsfähigkeit ist eindeutig als Risikofaktor identifiziert worden. Er ist in hohem Maße an der Entstehung einer ganzen Reihe von Krankheiten ursächlich beteiligt. Wir wissen: Was nicht gebraucht wird, verkümmert! Nun ist hier in einem Entspannungsbuch nicht der richtige Platz, um eine Lanze für den Gesundheitssport zu brechen, obwohl es durchaus sinnvoll wäre. Doch auch immer wieder ein paar Minuten Progressive Muskelentspannung zwischendurch bewahrt den Körper vor allzuviel «Rost».

Da gibt es aber noch einen anderen Aspekt: die Schönheit! Wenn man in Berichten schmökert, wie prominente und schöne Frauen und Männer ihren Körper in Schwung halten, findet man nebst aufwendigen Sportprogrammen (die nicht jedermanns Sache sind) manchmal ein paar sehr praktikable Tips. Manche machen so etwas wie «geheime Gymnastik». Bei näherem Hinsehen sind das einige Übungen, wie sie auch in der Progressiven Muskelentspannung vorkommen. So werden zum Beispiel die Armmuskeln angespannt und wieder locker gelassen. Oder der Bauch wird eingezogen und wieder entspannt (natürlich mehrmals hintereinander). Ein berühmtes Model nützt die Pausen, indem es die Gesäßmuskeln immer wieder an- und entspannt, und eine bekannte Schauspielerin atmet immer wieder bewußt ein, hält die Luft an und läßt sie wieder ausströmen. Sehr zur Nachahmung empfohlen!

1.3 Rehabilitation

Nun ein paar Sätze an und über jene, die eine Krankheit hinter sich haben und sich auf dem Weg der Besserung befinden. Für sie kann die Progressive Muskelentspannung ein besonders wertvolles Hilfsmittel sein, um eigenständig die Selbstheilungskräfte zu aktivieren beziehungsweise das Immunsystem zu stärken. Rehabilitation sollte erwiesenermaßen stets umfassend ausgerichtet sein und sich an den ganzen Menschen in seinen persönlichen Lebensbezügen richten. Es geht also bei überstandener Krankheit nicht nur um ein enges Programm für die spezifische Störung, sondern um Hilfe zur Selbsthilfe für die Stärkung des Gesundenden.

Wie schon an anderer Stelle erwähnt, ist die Progressive Muskelentspannung ein ausgezeichnetes Mittel dafür, da sie sehr individuell wandelbar ist und auf die persönlichen Bedürfnisse in Länge und Intensität abgestimmt werden kann. Nur Kranke mit besonders eingeschränkten Bewegungsmöglichkeiten (Lähmungen, Gipsverbände) sind mit einem anderen Entspannungsverfahren (zum Beispiel dem Autogenen Training) besser beraten.

Durch die Erfahrungen, die der Expatient vor allem mit der sogenannten differentiellen Entspannung machte, kann er sich in Zukunft vor möglichen Überforderungen schützen. Die differentielle Progressive Muskelentspannung lehrt den Übenden zu unterscheiden, welche Muskelgruppen für eine Tätigkeit nötig sind und welche aus Gewohnheit sinnlos mitgespannt werden. Wenn jemand zum Beispiel merkt, daß er bei jeder Anstrengung auch die Zähne zusammenbeißt, so kann er üben, das Gesicht möglichst locker zu lassen, während die Arme ihre ganze Kraft zusammennehmen. Energie wird nun gezielt eingesetzt und nicht vergeudet. Der ökonomische Umgang mit dem Körper hilft gerade dem Genesenden besonders, Erschöpfungszuständen vorzubeugen.

1.4 Hat Erfolg ein Geheimnis?

Der Erfolg eines Menschen ist von mehreren Faktoren abhängig. Manchmal ist ein gewisses Maß an Begabung oder auch Glück sicher förderlich. Beides können wir nicht beeinflussen. Aber eines der wichtigsten «Geheimnisse» des Erfolges ist die Fähigkeit, seine Kraft zielgerichtet und konzentriert einzusetzen. Und wie das funktioniert, ist schon lange kein Geheimnis mehr, sondern eine trainierte Fertigkeit vieler erfolgreicher Menschen. So gehört eine Entspannungsmethode zum Basisinstrumentarium sämtlicher Spitzensportler, vieler Manager und Politiker, aber auch vieler anderer Menschen, die sich intensiv einer Aufgabe widmen und dann in kurzer Zeit wieder zu neuen Kräften kommen müssen, um sie wieder gezielt einzusetzen – etwas, das in Zeiten eines großen Arbeitsanfalles alle Menschen gut gebrauchen können.

Der Körper und der Geist funktionieren wie eine Art Batterie, die immer wieder neu aufgeladen werden muß. Schaltet man nicht rechtzeitig zurück, dann betreibt man mit seinen Kräften Raubbau. Es ist daher wichtig, nicht zu warten, bis man völlig erschöpft ist, sondern regelmäßig Pausen einzubauen.

Testreihen haben gezeigt, daß die Leistungs- und Konzentrationskurve nach etwa 45 Minuten stark abwärtsgeht. Es ist daher sinnvoll, bei länger dauernden Arbeiten, wie etwa dem Lernen für eine Prüfung und dergleichen, nach dieser Zeit regelmäßig eine Pause von etwa zehn Minuten einzuschalten. Da kann man aufstehen, etwas trinken, vielleicht eine Kleinigkeit essen oder am besten Progressive Muskelentspannung in einer Kurzform machen. So erholen sich Geist und Körper maximal. Der Kopf wird wieder gut durchblutet, der angespannte Nacken wird gelockert, und man wird wieder bereit für die nächste «Portion» Arbeit. Wer den richtigen Zeitpunkt für die Pause übersieht, braucht ungleich mehr Zeit für seine Erholung. Das heißt, wer zwei Stunden sehr konzentriert arbeitet, braucht dann nicht zweimal zehn Minuten, also zwanzig Minuten, sondern viel länger, um wieder an eine gute Ausgangsbasis zurückzukommen, da die Kraftreserven bereits empfindlich aufgebraucht sind. Erfolg benötigt ein gezieltes Umgehen mit Anstrengung und Entspannung oder, wie wir es in der Progressiven Muskelentspannung lernen: mit «Halten und Loslassen». Das Ziel ist «gelassene Konzentration».

Ein bekannter österreichischer Spitzensportler sagte, daß es einen Punkt gebe, an dem alle Konkurrenten gleich viel trainiert haben und gleich gut die Technik beherrschen wie man selbst. Entspannung ermöglicht einem an diesem Punkt, eine Art Mauer zu durchbrechen und dadurch einen entscheidenden seelischen Vorteil zu erlangen: Durch sie kann man sich sammeln und das Gefühl, unbesiegbar zu sein, positiv beeinflussen.

1.5 Richtig lernen lernen

In Schulen, Universitäten und anderen Bildungseinrichtungen wird uns klargemacht, daß wir gut daran tun, möglichst viele Kenntnisse in unsere Köpfe zu stopfen. «Wissen ist Macht», heißt die Parole. Aber wie man richtig lernt, wird den wenigsten jemals beigebracht. Doch es gibt umfangreiche, gesicherte Forschungsergebnisse, die belegen, daß die Lern- und Gedächtnisleistung sowie die Fähigkeit, richtig wiederzugeben, durch eine gute Lerntechnik weitgehend verbessert werden können. Da es ihnen nicht schon zu Beginn ihrer Schulkarriere vermittelt wurde, pilgern später etliche Studenten in aufwendige Lernkurse, wenn sie knapp vor dem Scheitern stehen (oder den Mißerfolg schon vorher vermeiden wollen).

All die Techniken und Verfahren, die in diesen Kursen geübt werden, kann ich hier nicht ausführlich darstellen. Ich möchte sie aber dennoch in aller Kürze anreißen. Die Basis jedes Lernkurses ist sicher die Vermittlung eines Entspannungsverfahrens – sehr häufig der Progressiven Muskelentspannung, da sie bei relativ geringem Aufwand bei Menschen aller Altersstufen «greift».

Ist das Verfahren dann vertraut, kann man ans «Hirn-Ausleeren» gehen. Um überhaupt «Platz» für neue Lerninhalte zu machen, empfiehlt es sich, die störenden Gedanken und Vorstellungen, die man zuvor hatte, in der Entspannung loszulassen, um in einen Zustand erhöhter Konzentration zu gelangen. Mit dieser Aufmerksamkeit kann man nun selbst schwierige Lerninhalte memorieren. Doch sollte man diese Einprägungsarbeit nach fünf Minuten abbrechen und eine weniger schwierige Arbeit machen, um dann wieder zum «sperrigen» Stoff zurückzukehren. Im Anschluß an jeden Lerndurchgang sollte unbedingt eine kurze Entspannungspause eingelegt werden.

Selbst wenn man nur für eine Minute abschaltet, wird auf diese Weise dem Lerninhalt ermöglicht, sich wirkungsvoll im Gedächtnis einzuprägen. Untersuchungen haben gezeigt, daß diese schöpferischen Pausen absolut «gedächtnisfördernd» sind. Hält man sie nicht ein, stört der nachfolgende Stoff das Etablieren einer korrekten Gedächtnisspur. So ist es wesentlich wirkungsvoller, an etlichen Tagen vor einer Prüfung nur sehr kurz zu lernen und mit Entspannung gezielt zu kombinieren, als am allerletzten Abend (wie es viele tun) zu versuchen, den gesamtem Lernstoff ins Gehirn zu «pressen».

1.6 Steigerung der Selbstdisziplin

Schon allein das Wort «Selbstdisziplin» hat für viele einen sehr altmodischen Klang. Es scheint, als ob dieser Wert in der gegenwärtigen Zeit einem Tausch mit «Leben nach dem Lustprinzip» zum Opfer gefallen wäre. Ist denn irgend jemand noch an einer Steigerung der Selbstdisziplin interessiert?

Nun – blicken wir doch auf die Tagesabläufe erfolgreicher, erfüllter und glücklicher Menschen!

Wir sehen ganz gewiß nicht ein Taumeln von einer Wunscherfüllung in die andere, sondern ein gut und sinnvoll eingeteiltes Tagesprogramm. «Sinnvoll» bedeutet, daß sowohl konzentrierter Arbeit als auch Phasen der Erholung Rechnung getragen wird. «Sinnvoll» bedeutet weiter auch, daß Körper und Geist nicht in ein bestimmtes Schema gepreßt werden, sondern daß einfühlsam auf die Erfordernisse des Tagesrhythmus eingegangen wird. Nur wer berücksichtigt, wann die aktiven Phasen sind und wann Körper und Geist ein Bedürfnis nach Erholung signalisieren, steht im Einklang mit seinem Tagesrhythmus und arbeitet nicht ständig gegen sich und seine Natur. Erst dann läßt sich die Kraft auch wirklich ausschöpfen. Schon allein dazu bedarf es eines gewissen Maßes an Einteilung und Selbstdisziplin.

Ein wichtiger Teil unseres westlichen Glücksbegriffes ist untrennbar mit der Fähigkeit verbunden, seine Kräfte zielgerichtet einzusetzen. Schon Sigmund Freud erachtete die Arbeitsfähigkeit als wesentlich an der psychischen Gesundheit beteiligt. Mit Arbeitsfähigkeit ist die Möglichkeit gemeint, eines (oder mehrere) persönliche Ziele zu finden, sich den Weg dahin klarzumachen und danach Schritt für Schritt diesen Weg autonom und zielstrebig zu gehen.

Wie wir sehen, ist dazu ein relativ hohes Maß an Selbstdisziplin und Zeiteinteilung nötig. Sind diese Werte vielleicht doch nicht so altmodisch? Es ist jedenfalls eine Tatsache, daß es immer wieder etliche Kursteilnehmer gibt, die sich eine Verbesserung gerade auf diesem Gebiet wünschen. Zunächst erleben sie dann, daß das gezielte Einplanen der Entspannungsübungen im Tagesablauf bereits der erste Schritt in die gewünschte Richtung zu mehr Struktur ist. Oder sie erfahren ganz konkret, wie sie sich selbst häufig «austricksen». Manchmal zeigt sich klar, was vorher noch im dunklen lag: Das Klagen und Jammern über die nicht erreichten Ziele ist für den Betreffenden so angenehm, daß er gar nicht motiviert ist, es aus seinem Leben zu streichen. «Zu-bedauern-Sein» hat bisweilen entschieden Vorteile, denn dann kümmern sich ein paar andere Leute sehr liebevoll um die (vermiedenen) eigenen Aufgaben.

All jene, denen ihre ganz persönlichen Entscheidungen oder Fallen klar werden, haben die Chance, sie zu überdenken. Mancher mag vielleicht dabei bleiben, aber andere beschließen, einen neuen Weg einzuschlagen und diszipliniert Änderungen herbeizuführen, die ihnen in ihrem gegenwärtigen Lebensabschnitt viel zweckmäßiger als die alten Muster erscheinen.

1.7 Sammeln und Freisetzen von Kreativität

Jeder Mensch, der zeitweilig mit geistigen oder künstlerischen Tätigkeiten befaßt ist, kennt Blockaden. Die Ideen sind wie weggeblasen, die richtigen Worte wollen sich nicht einfinden, die zu komponierende Musik vermittelt nicht das, was man ausdrükken will, die Farben und Formen des Bildes lassen einen unbefriedigt, aber man weiß nicht, wie es anders sein sollte. Alles stockt und erfüllt einen mit großem Unbehagen. Was nun?

Zunächst einmal sollte man sich klarmachen, daß Kreativität ein Geschenk ist, das man nicht einfordern kann. Wenn das Gehirn «leer» ist, die Gefühle verströmt sind, dann muß man eben warten, so schwer es einem auch fallen mag. Besonders schlimm ist es, wenn ein Termin eingehalten werden soll, denn Leistungsdruck ist bekannterweise der Feind der Kreativität. Aber bisweilen gibt es auch einen inneren Konflikt, der noch zu diffus ist, als daß man ihn zielstrebig aus der Welt schaffen könnte. Da heißt es dann: warten und reifen lassen.

Von allen Tätigkeiten des Tages sollte nun die Nicht-Tätigkeit, der Rückzug in die Entspannung, vorrangig werden. Ein Mensch mag noch so begabt sein, wenn er nicht die erlernte Fähigkeit besitzt, zur Ruhe zu kommen, zu sich zu finden und sich zu sammeln, wird er bei seinen künstlerischen und intellektuellen Arbeiten stets nur an der Oberfläche bleiben. Erst der Zugang zur eigenen Tiefe wird den verbalen, bildnerischen oder musikalischen Aussagen ebenfalls Tiefe verleihen. So bietet die Entspannung nicht nur eine Erholung, sondern sie fördert auch aus den unterbewußten Vorratslagern unerwartete Ideen zutage.

Jetzt kommen sie von selbst, jene Gedanken, die sich zuvor

dem Druck verweigert hatten. Oder plötzlich kommt Licht auf ein Problem, das vorher Rätsel aufgab: es läßt sich anschauen, vielleicht begreifen und allenfalls auch auflösen. Viele kreative Menschen pflegen regelmäßig ihre spezielle, «maßgeschneiderte» Form des Entspannens und Sich-Sammelns. Sie wissen, daß es der Schlüssel zu ihrer inneren Türe ist, hinter der sich ihr ganzer Reichtum verbirgt. Die Progressive Muskelentspannung hat schon manchem dazu verholfen, den Schlüssel im Schloß erstmals umzudrehen.

1.8 Bewußtseinserweiterung und Energiearbeit

Bewußtseinserweiterung ist ein großes Wort und seit einigen Jahren in aller Munde. Manche Menschen, denen die Erlebnisfähigkeit unserer Zeit zu eng wurde, sehnen sich nach einer Vermehrung der Wahrnehmungsmöglichkeiten. Das ist auch verständlich, denn in der Tat können wir uns in unserer westlichen Kultur nur eines Teiles dessen bedienen, wozu Menschen überhaupt (in der Vergangenheit und in anderen Traditionen) imstande waren und sind. Viele Jahrhunderte gab es ein striktes Stillschweigen über manche psychischen Künste und Fertigkeiten. Das Wissen war nur für einige wenige Auserwählte bestimmt und wurde erst nach schwierigen Prüfungen und langer Reifezeit geheim weitergegeben.

Seit einiger Zeit ist es aber möglich, an gewisse Lehren von Geheimwissenschaften heranzukommen. Und jener, der sich damit befaßt, kommt aus dem Staunen gar nicht mehr heraus, wenn anhand von Schilderungen aus dem wissenschaftlichen Grenzbereich klar wird, welch unergründetes Wunderwerk der Mensch ist. Es gibt offenbar noch viele Möglichkeiten in uns, die es auszuloten und zu nützen gilt.

Nun möchte ich mich nicht zu der Aussage versteigen, daß Entspannung bereits Bewußtseinserweiterung sei, aber sie ist jedenfalls die Grundlage und Voraussetzung. Es gibt keinen spirituellen Weg, gleichgültig in welchem Erdteil und welcher Kultur, der nicht irgendeine Möglichkeit entwickelt hat, zur Ruhe zu kommen. Sei es über eine der zahlreichen Meditationspraktiken, über Körperübungen (wie zum Beispiel im Joga oder Tai Chi), über Gebetsrituale (wie in allen Religionen verankert) oder über Atemübungen. Alle diese Techniken haben, ebenso wie die Entspannung, als eines ihrer Ziele die Möglichkeit, sich für einige Zeit vom Alltag zu distanzieren, innerlich «aufzuräumen» und so die mentale Bereitschaft herzustellen, sich Neuem zu überlassen, das vielleicht von innen aufsteigt.

Der Schamane zum Beispiel begibt sich mittels Entspannung in einen Zustand ruhiger Aufnahmebereitschaft – weit weg von der Hektik westlicher Betriebsamkeit. Er distanziert sich eine Zeitlang von den äußeren Forderungen, die an ihn gestellt wurden, und ist bereit, sich auf sein Innenleben einzustellen. Der Geist, der im aktiven Zustand denkt, ist in seiner passiven Form empfänglich für andere Bewußtseinszustände, die im Schamanismus «nichtalltägliche Wirklichkeit» genannt werden.

Kommt uns das im Ansatz nicht bekannt vor? Wir kennen doch dieses Umschalten von «aktiv» auf «passiv» aus der Progressiven Muskelentspannung! Hier wie dort geht es um eine Art «Loslassen» (die uns an anderer Stelle noch beschäftigen wird).

Wir müssen aber gar nicht Kulturen anderer Kontinente bemühen. Auch in unseren Breiten wird der Wunsch nach einem spirituellen Leben immer intensiver. Die etablierten Kirchen, deren Aufgabe es eigentlich wäre, sich darum zu kümmern, haben leider häufig versagt. So gehen Interessierte zunehmend selbst auf die Suche und wenden sich Strömungen zu, die ihnen psychische Stütze ohne lästige Missionierung versprechen. Viele Bücher wurden zum Thema Lebenshilfe geschrieben und werden auch gerne gekauft und gelesen.

Es ist ein emanzipatorischer Schritt, wenn sich Menschen nicht wie früher in ein Schema pressen lassen, sondern aus dem Gebotenen das auswählen, was genau ihren Bedürfnissen nach

Ruhe, Selbsterkenntnis und Selbstentfaltung entspricht. Die Basis legt ein Entspannungsverfahren wie die Progressive Muskelentspannung. Auf ihr läßt sich aufbauen, ohne auf einen weiteren Weg festgelegt zu werden.

Ist Entspannung aber auch «Energiearbeit»?

«Energiearbeit» ist ein Ausdruck, der vor allem unter dem Einfluß der Esoterik zur Zeit sehr häufig gebraucht wird.

Darunter versteht man den Umgang mit der feinstofflichen Ebene unseres Körpers und Geistes. In der fernöstlichen Tradition sind Körper und Geist eine Einheit. Die Teile lassen sich zwar einzeln beschreiben, aber nicht voneinander energetisch getrennt betrachten. Auf Bahnen, sogenannten «Meridianen», laufen Energieströme, die das gesamte «System Mensch» verbinden.

Nun gibt es vielfältige Techniken, um die Energie zu reinigen, zu stärken und Blockaden abzubauen. Ob es sich nun um Qi Gong, Joga oder die vielfältigsten Formen der Meditation handelt – Entspannung ist sicher ein wesentlicher Teil dabei. Es ist ohne Zweifel interessant zu studieren, daß sämtliche asiatischen spirituellen Richtungen seit Jahrtausenden den Wert der Entspannung erkannten und in ihre Praxis einbauten. Darauf aufbauend schlugen sie unterschiedliche Wege vor, geistige Hindernisse und Fixierungen aufzulösen. Was sind aber irreale Ängste, Verspannungen und Konflikte anderes als Fixierungen?

Wir können daher durchaus das alte Wissen in unsere heutigen psychotherapeutischen Ziele: die Angstreduktion, den Streßabbau und dergleichen, einfließen lassen und «alt» mit «neu» verbinden. So sehen wir: Entspannung ist ein Stück Energiearbeit! Wer darüber hinaus das Bedürfnis verspürt, einen spirituellen Weg einzuschlagen, hat durch die Entspannungsübungen eine Fähigkeit entwickelt, die er dabei durchaus gut einsetzen kann: um Geist und Intuition immer wieder aus Umklammerungen zu befreien.

2 Wenn die Kraft abnimmt ...

Wir alle haben es schon erlebt: Da haben wir uns doch noch vor kurzem so vital gefühlt, daß wir die große und schwierige Aufgabe in Angriff nahmen. Die Zeit wurde allerdings knapp, und wir mußten uns beeilen. An Erholung war dabei nicht zu denken. Die Arbeit stellte sich vielleicht als noch umfangreicher, schwieriger und kraftraubender heraus als zu Beginn angenommen. Na ja – jetzt war man schon mitten drin. Da muß man sich eben durchbeißen!

Und plötzlich – man hat den Übergang ganz übersehen – fühlt man sich so unendlich leer und schlapp. Wenn man Glück hat, bringt man die Aufgabe gerade noch zu Ende. Aber es kann natürlich sein, daß man auch kein Glück hat: so viel wäre da noch zu machen, aber man ist einfach nicht imstande dazu. Man ist so unendlich müde, daß man sich am liebsten wie ein Igel in den Winterschlaf begeben würde.

Das Ende der Phase, in der man (freiwillig oder unfreiwillig) Raubbau mit sich getrieben hatte, heißt je nach Schweregrad: Müdigkeit, Erschöpfung oder Burnout-Syndrom. Wie das aussieht und was man dagegen tun kann, wollen wir uns nun gemeinsam ansehen.

Zuvor aber noch einige Bemerkungen über den Auslöser:

2.1 Streß und seine Auswirkungen

Im Prinzip ist jede Veränderung im Leben (gleichgültig, ob erfreulich oder unerfreulich) imstande, Streß auszulösen. Sei es nun Urlaub oder eine neue Arbeit, Hochzeit oder Trennung,

Schwangerschaft oder Pensionierung – der betroffene Mensch fühlt, daß er durch die Situation überfordert ist. Er hat offenbar keine oder nicht genügend innere Muster, um mit der neuen Anforderung gelassen umzugehen. Das zeigt, daß der Streß nur zum Teil durch die äußere Situation (zum Beispiel unabwendbarer, extremer Zeitdruck, Naturkatastrophen, Krieg ...) ausgelöst wird, sondern durch den persönlichen Mangel an Verhaltensvorbildern und die unadäquate eigene Reaktion.

Wir können in unserer Umgebung, im Freundes- und Bekanntenkreis, sicher unschwer beobachten, daß jeder seine ganz persönlichen Streßauslöser hat. Der eine wird bei zuviel Arbeit «kopfscheu», ein anderer liebt ein gewisses Maß an Hektik. Aber wenn die Anforderungen zu gering werden und Langeweile eintritt, wird er desorientiert und unruhig. Wieder andere fühlen sich im «Bad» der Menschenmenge richtig wohl, andere bekommen in der gleichen Situation unerträgliche Beklemmungsgefühle. Und noch andere ziehen sich mit Vorliebe in die Einsamkeit zurück, weil sie sich nur da als «Mensch» fühlen, während ihre Gegenstücke kaum eine Stunde allein sein können, ohne sich hilflos wie ein ausgesetzter Findling zu fühlen.

So ist es ratsam, niemals von sich selbst und den eigenen Ängsten als dem Maß aller Dinge auszugehen, denn es gibt so unterschiedliche und viele Streßauslöser, wie es Menschen auf dieser Welt gibt.

Was passiert nun in einer belastenden Situation?

Bei Streß produziert der Körper das Hormon Adrenalin, das das Herz schneller schlagen läßt. Somit steigt der Blutdruck. Außerdem gibt die Leber Zucker und Fette in den Blutstrom ab, um Energie freizumachen. Das war für uns Menschen vor allem in früheren Zeiten ausgesprochen sinnvoll und ist es auch jetzt noch in der Tierwelt, denn so hat das bedrohte Individuum blitzschnell genügend Kraft, um entweder zu kämpfen oder durch Flucht dem Verfolger zu entkommen. Nun sind wir in unserer Zeit nur mehr äußerst selten in der Situation, diese natürliche Ausrüstung zu nützen. Denn der «Verfolger» ist oft gar nicht greifbar, sondern sitzt meist in uns selbst. Die Folge ist, daß die mobilisierten Fette und Zucker nicht verbraucht werden, sondern in den Arterien abgelagert werden und auf Dauer zu einem absoluten Gesundheits-Risikofaktor werden. Auch der labile, immer wieder in die Höhe schnellende Blutdruck schädigt den Organismus.

Um dem Streß gerecht zu werden, sollte ich aber erwähnen, daß es zwei Sorten von Streß gibt: den «guten» und den «bösen». Der gute, sogenannte *Eustreß* ist die Triebfeder unseres Lebens. Ohne ihn gäbe es keinen Fortschritt, denn er motiviert, macht neugierig und aktiv. Der «böse» *Distreß* jedoch setzt die vorher erwähnten fatalen Mechanismen in Gang und macht uns krank. Die internationale Arbeitsorganisation der Vereinten Nationen «erwählte» den Streß zur Krankheit des 20. Jahrhunderts. Das könnte bedeuten, daß die Streßauslöser auch mit den Bedingungen unseres Jahrhunderts zu tun haben, zum Beispiel mit untergeordneter, unselbständiger Arbeit. In der Tat haben Forschungen gezeigt, daß Befehlsempfänger und Menschen, die gleichförmige Tätigkeiten unter Zeitdruck ausführen müssen, besonders streßgefährdet sind. Das sind ohne Zweifel Bedingungen, die in früheren Zeiten, als Menschen in kleinen, häuslichen Verbänden arbeiteten, ihr Tagwerk selbst einteilten und ihre Produktion überschauen konnten, ganz anders waren. Die Forschungen zeigen auch, daß das Streßrisiko mit der Möglichkeit, selbst Verantwortung zu tragen und eigenständig zu arbeiten, deutlich abnimmt.

Welches sind nun die häufigsten Auswirkungen von länger anhaltendem Distreß?

Der Körper kann in sehr persönlicher Weise auf seine individuellen Schwachstellen reagieren. Und zwar mit:

- Schlaflosigkeit trotz großer Ermüdung
- Appetitlosigkeit oder
- Heißhunger und Gewichtszunahme
- Hautproblemen
- Kopfschmerzen bis Migräne mit Erbrechen

- Bluthochdruck
- Herz- und Kreislaufbeschwerden
- vorzeitiger Alterung des Gehirns durch das häufige Hochschnellen des Streßhormonspiegels
- erhöhtem Cholesterinspiegel
- Immunschwäche gegen alle Formen von Infektionen
- Rückenschmerzen
- Verdauungsbeschwerden
- Übernervosität
- Schwitzen
- Impotenz oder auch Libidoverlust
- Depressionen verschiedenen Schweregrads
- ständiger Müdigkeit bis zur Erschöpfung
- «Burnout»

Die Müdigkeit, die Erschöpfung und das sogenannte «Burnout-Syndrom» (das «Ausgebranntsein») wollen wir uns in der Folge näher ansehen und Gegenmaßnahmen überlegen.

2.2 Müdigkeit und Erschöpfung

Müdigkeit zur rechten Zeit, etwa vor dem Schlafengehen, kann etwas sehr Angenehmes sein. Es ist die normale, gesunde Reaktion des Körpers nach einem arbeitsreichen Tag oder einer sportlichen Aktivität und die beste Ausgangslage für einen erholsamen Schlaf. Wer aber abgeschlagen in der Früh aufsteht und sich den ganzen Tag mühsam umherschleppt, sollte seinen Beschwerden unbedingt auf den Grund gehen. In der Tat gibt es eine Reihe von Ursachen, die sich unter anderem auch in Müdigkeit äußern. Folgende organische Gründe könnten an der Dauermüdigkeit beteiligt sein:

Erkrankungen des Herz-Kreislauf-Systems, der Lunge, der Nebennieren oder des Bewegungsapparates, Störungen im Hormon- und Schilddrüsenhaushalt oder Eisenmangel. Im Frühstadium von Aids oder Krebs kann ebenfalls Müdigkeit das erste

Warnsignal sein. Näheres kann nur der Arzt durch Blutproben oder andere Spezialuntersuchungen feststellen.

Ein weites Gebiet, das ich in meiner psychologischen Praxis dauernd erlebe, sind die psychischen Krafträuber. Viele Menschen tragen einen unsichtbaren Rucksack voll «Seelenmüll» mit sich herum, den sie offenbar nicht allein loswerden können. Darin befinden sich eine ganze Reihe von Konflikten am Arbeitsplatz oder in der Familie. Infolge eines Unvermögens, diese Konflikte anzuschauen und sie zu lösen, werden sie statt weniger immer mehr. Wir können uns gut vorstellen – um bei dem Bild zu bleiben –, wie anstrengend es ist, Tag und Nacht diesen übervollen Rucksack herumzutragen. Da muß man förmlich müde werden.

In diesem Fall ist es absolut notwendig, psychotherapeutisch an der Konfliktfähigkeit zu arbeiten. Ein Entspannungstraining kann da manchmal ein sehr guter Anfang sein. Wenn man lernt, allgemein gelassener zu werden, traut man sich schließlich, oft auch vorsichtig und Schritt für Schritt sich den Belastungen zu nähern und sie zu verändern. Mehr dazu in späteren Kapiteln.

Müdigkeit, vor allem wenn sie vermehrt in ganz bestimmten Situationen auftritt, kann auch eine Form von mehr oder weniger bewußter Flucht sein. Wenn jemand blitzartig ermüdet, wenn er am Arbeitsplatz eintrifft oder seiner Mutter begegnet oder wenn er sich zur schriftlichen Abschlußarbeit setzt, kann man sich zumindest die Frage stellen, was denn da vermieden werden soll. Müdigkeit scheint manchmal die bessere Alternative. Auch hier wäre es angebracht, psychotherapeutisch nach anderen Wegen zu suchen. Die Progressive Muskelentspannung kann dabei ausgesprochen hilfreich sein, denn durch ihr Prinzip des Haltens und Loslassens legt sie ein Muster vor, wie man sich erleichtert entspannen kann, wenn man zuvor etwas richtig «angepackt» hat.

Die weitaus größte und sehr verbreitete Ursache für Müdigkeit ist jedoch die Tatsache, daß viele Menschen ihr natürliches Gefühl für Erholung verloren haben. Die Signale des Körpers wie Hunger, Durst oder Bedürfnis nach Ruhe werden immer häufiger überhört. In alten Zeiten, als man noch bei Dunkelheit schlafen ging und mit der Sonne aufstand, lebte man eher nach der inneren Uhr. Heute verwischt das elektrische Licht die naturgegebenen Gesetze, Nachtschichten und unregelmäßige Lebensgewohnheiten, zum Beispiel beim Essen, tun ein Übriges. Das Resultat ist ein Mensch, dessen natürliches Regulationssystem aus den Fugen geraten ist.

Da hilft nur eines: Entspannen und nochmals entspannen. Auch wenn Sie das Gefühl haben, sie brauchen im Moment keine Entspannung – machen Sie sie trotzdem! Sie wissen, daß Sie sich zur Zeit nicht auf Ihr Gefühl verlassen können! Was Sie dringend brauchen, ist der Wiedererwerb eines Lebensrhythmus und die Entwicklung einer größeren Sensibilität sich selbst gegenüber. Beides kann Ihnen die Progressive Muskelentspannung vermitteln.

Erschöpfung ist bereits die nächste Stufe der Beschwerden. Die Kraftsubstanz ist schwer angegriffen. Die Lebensenergie ist auf ein Minimum zusammengeschmolzen, es gibt kaum mehr Reserven.

Sie spüren diesen Zustand bei sich selbst sehr genau, denn plötzlich fühlen Sie sich erschreckend «dünnhäutig». Sie erkennen sich fast nicht mehr wieder. Trotz täglicher guter Vorsätze explodieren Sie bei kleinsten Anlässen. Was einen sonst kaum aus der Ruhe brachte – in diesen Zeiten der inneren Kraftlosigkeit ist sehr schnell etwas «zuviel». Dann gibt es Streit im Büro, der Partner kann es einem einfach nicht recht machen, und die «lieben» Kinder sind überhaupt nur mehr Nervensägen. Auch grelles Licht, Lärm, stärkere Gerüche werden leicht unerträglich. Nach aggressiven Phasen mit Ärger und Nervosität kann die Stimmung aber ganz plötzlich umschlagen, und man fühlt sich niedergeschlagen und hilflos.

Wenn Sie auch noch etwa Kopf- oder Herzschmerzen haben, vermehrt schwitzen oder Verdauungsstörungen und in der Nacht Alpträume haben – dann sind sie mitten in einer massiven

reits viele gute Gründe zurechtgelegt, warum es in diesem Tempo weitergehen muß). Oftmals ist der erste Anstoß erst durch eine Psychotherapie oder einen genervten Partner gegeben.

Aber es sind keineswegs nur persönliche Faktoren schuld am Ausbrennen. Manchmal ist das berufliche System, in dem jemand arbeitet, wesentlich daran beteiligt. In manchen Firmen (oder auch Familien) wird arbeitssüchtiges Verhalten als normal angesehen. Die Arbeitsstruktur, die ständigen Einsatz verlangt, macht alle Mitarbeiter krank. Es ist erwiesen, daß permanente Überforderung, gepaart mit mangelnder oder fehlender Honorierung, geradlinig ins Burnout-Syndrom führt. Das Verhalten von manchen Chefs kann noch «unterstützend» mithelfen. Die häufigsten Führungsfehler sind: ein autoritärer Stil mit zusätzlich unzureichenden Informationen, Mißtrauen, Willkür und Launenhaftigkeit.

Mitarbeiter, die diesem Klima länger ausgesetzt sind, sprechen irgendwann (sofern sie den Arbeitsplatz nicht verlassen) die «innere Kündigung» aus. Dieser unsichtbare Abschied ist mitunter die letzte Rettung vor dem Krankwerden. Dem Betrieb schadet er aber ohne Zweifel. Führungskräfte, die darauf kommen, daß der größte Teil der Mitarbeiter nicht mehr wirklich loyal ist und nicht mehr am gleichen Strang zieht, sollten sich im eigenen Interesse fragen, was denn da schiefläuft.

Wie schon erwähnt, sind die helfenden Berufe besonders gefährdet. Alle Angehörigen von Sozial- oder Gesundheitsberufen sollten speziell achtgeben: Psychiater, Psychologen, Ärzte ganz allgemein, Krankenschwestern/-pfleger, Altenhelfer, Sozialarbeiter, Bewährungshelfer etc. Eine riesige Gruppe, die genauso gefährdet ist, wird in der Literatur ständig vergessen: die berufstätigen Mütter. Ohne sehr zu verallgemeinern, gibt es unter ihnen unzählige, die in der Zwickmühle zwischen überhöhten Ansprüchen und begrenzten Möglichkeiten fast zugrunde gehen.

Welches sind nun die wesentlichen Symptome des Burnout-Syndroms?

Die Beschwerden lassen sich grob in einer umfassenden körperlichen, emotionalen und geistigen Erschöpfung zusammenfassen.

- Die *körperliche Erschöpfung* zeigt sich in ständiger Müdigkeit und Schwäche. Oft gibt es trotz der Ermüdung Schlafschwierigkeiten. Die Anfälligkeit für Unfälle und Krankheiten ist deutlich erhöht. Diffuse körperliche Beschwerden wie Kopfschmerzen, Übelkeit, Rückenschmerzen, Verspannungen der Hals- und Schultermuskulatur treten auf. Häufig verändern sich auch die Eßgewohnheiten, und die Lust auf Sexualität ist herabgesetzt.
  Viele suchen Auswege aus ihrem Überdruß durch Alkohol, Zigaretten oder Beruhigungsmittel, doch die allfällige Erleichterung hält kaum an und läßt die Betroffenen noch verzweifelter zurück.
- Die *emotionale Erschöpfung* äußert sich in erhöhter Irritierbarkeit und Angst. Die Ausgebrannten fühlen sich ruhelos, hilflos und niedergeschlagen. Ihre Bewältigungsstrategien und Kontrollmechanismen, die sie bisher wirkungsvoll eingesetzt hatten, versagen. Der letzte noch verbliebene Rest an emotionaler Kraft wird bei den täglichen Verrichtungen des Lebens verbraucht. Fatalerweise funktioniert das Kraftschöpfen aus den üblichen Quellen nicht mehr. Die Familie und die Freunde bedeuten in diesem Stadium nur noch weitere Anforderungen. Ihre sonst als angenehm empfundene Zuwendung wird nun als Übergriff erlebt. In emotional erschöpften Menschen können sich sehr schnell die Werte verschieben. Die Angehörigen stellen mit Verwunderung fest, daß sie nicht mehr an sie «herankommen».
- Die *geistige Erschöpfung* ist charakterisiert durch eine negative Einstellung zu sich selbst, zum Leben und zur Arbeit. Die Selbstachtung sinkt so sehr, daß sich die Betroffenen minderwertig, unzulänglich und ihren Aufgaben nicht mehr gewachsen fühlen. Es tritt neben den Gefühlen der Erfolg- und Machtlosigkeit eine deutliche Haltung der «Dehumanisie-

rung» auf: negative Einstellungen gegenüber Familienmitgliedern, Kollegen, Patienten und Klienten. Die Ausgebrannten entdecken in sich selbst Grade von Kälte, die sie nie für möglich gehalten haben. Ihr inneres Feuer ist ausgegangen. Das ist bei den Angehörigen der helfenden Berufe besonders tragisch, denn sie entwickeln ihre dehumanisierte Einstellung auch den Menschen gegenüber, denen sie helfen sollten (und früher auch wollten).

Daß andere Menschen ähnliche Gedanken und Gefühle haben wie man selbst, wird nun nicht mehr wahrgenommen. So geht das Gemeinsame der menschlichen Eigenschaften verloren. Die Fähigkeit, die persönliche Eigenart des Gegenübers wahrzunehmen, kommt abhanden. Und da die Einfühlung nicht mehr gelingt, werden die hilfesuchenden Klienten oder Patienten nicht mehr als Individuen, sondern nur mehr als Problemlieferanten behandelt.

Nun könnte man meinen, daß diese Art der Distanzierung eine Form von Selbstschutz der Seele gegen die Überflutung von Problemen wäre, aber so funktioniert es in diesem Stadium nicht mehr. Das zeigen die erschreckend hohen Selbstmordraten in den helfenden Berufen. Damit wird klar, daß wir es beim Burnout mit einem äußerst ernsten Problem zu tun haben, bei dem Bagatellisierung keineswegs am Platz ist. Erschwerend ist es ohne Zweifel, daß die genannte Bagatellisierung von den Betroffenen selbst kommt, denn sie sind die Streß-Schlucker unter uns. Ihre Unzufriedenheit wirkt sich weder in Kündigung noch Rebellion aus, sondern richtet sich nach innen, quält Seele und Körper und führt zu den verhängnisvollen Persönlichkeitsveränderungen.

Manchmal braucht es bei den arbeitssüchtigen Dauerüberforderern einen Zusammenbruch, um endlich umdenken zu müssen. Welches sind nun die Strategien, um sich wenigstens ein neuerliches Abrutschen zu ersparen?

- Die erste Voraussetzung ist, daß man entweder aus dem eigenen Leiden (oder dem eines Mitmenschen) lernt, das heißt die eigene Lebenssituation so weit analysieren kann, daß man Streßquellen aufzustöbern vermag. Nur wer früh genug erkennt, wo die Probleme liegen, kann sich zu einem Zeitpunkt daraus befreien, in dem die Kraft dazu noch vorhanden ist.

- Für diese Probleme braucht es nun Ventile, vielleicht in Form von Gesprächen mit Partnern, Freunden, Kollegen oder auch in Selbsterfahrungsgruppen. Ein «In-sich-Hineinfressen» ist eindeutig das schlechteste.
- Diese Gespräche, aber auch Überlegungen, helfen sicher beim dritten Punkt, dem Korrigieren übersteigerter Erwartungshaltungen und dem Definieren realistischer Ziele.
- Manchmal muß daraufhin der tägliche Zeitplan überdacht werden. So ergibt sich die Frage (die nötigenfalls auch mit dem Chef diskutiert werden sollte), ob die Pausen- oder Schichteinteilung nicht verändert werden kann beziehungsweise ob Zeiten ohne emotionalen Streß (wie Schreibarbeiten) zwischen Tätigkeiten, die sehr viel Kraft kosten, eingeschaltet werden können. Dieses sogenannte «time out» soll es dem Helfer ermöglichen, sich vorübergehend aus dem zwischenmenschlichen «Clinch» zu lösen.
- Das führt geradlinig zum nächsten Punkt: Wenn es irgendwie möglich ist, sollte die Verantwortung über die Schutzbefohlenen geteilt werden. Das kann durch Teams geschehen, aber auch durch gegenseitig stützende Arbeitsgruppen etc. Wenn es sich um die manchmal sehr große emotionale Belastung in der eigenen Familie handelt wie zum Beispiel bei problematischen Jugendlichen oder alten Eltern, sollte auch hier die Verantwortung auf zumindest zwei Menschen aufgeteilt werden.
- Und nun der unbestritten wichtigste Punkt: regelmäßig Zeit zum Abschalten einplanen! Sehr wirkungsvoll sind Kurzurlaube, die einen «Tapetenwechsel» bringen. Sie sind allerdings mit einem gewissen Aufwand verbunden, der nicht immer möglich ist. Eine Progressive Muskelentspannung, nötigenfalls in Kurzfassung, läßt sich zum Glück immer ein-

planen. Sie holt aus dem Sog des Zeitdrucks wieder heraus, bewirkt etwas Abstand zum belastenden Geschehen und läßt «Luft schöpfen» für die nächste Aufgabe.

Wer regelmäßig sein Entspannungstraining macht, kommt viel weniger in die Gefahr, von den eigenen und den fremden übersteigerten Ansprüchen in die Krankheit getrieben zu werden. Er gönnt sich zwischendurch eine Zeit der «Dekompression», in der der Druck nachläßt und die innere Ruhe wieder eintritt. Die in der Arbeit geschlagenen Wunden können so durch die eigenen Selbstheilungskräfte wieder sanft gesunden.

3 Der Mensch in Krisen

Krisen gehören zum menschlichen Leben. Sie sind an sich nichts Krankhaftes, aber sie können unter Umständen krank machen. Es gibt einen weisen Spruch: «Das einzige Beständige im Leben ist die Unbeständigkeit!»

Man kann sich tatsächlich darauf verlassen, daß sich dauernd etwas verändert – wir und unsere Mitmenschen werden älter, die Einflüsse von außen wechseln, die Gesundheit macht verschiedene Phasen durch, die Lebensaufgaben setzen uns vor immer neue Entscheidungen, und vieles andere mehr wirbelt unseren Alltag immer wieder durcheinander.

Die Reaktion darauf bleibt aber im Prinzip immer gleich: Wir reagieren mit Irritation.

Nun kann je nach Persönlichkeit des Betroffenen und Stärke der Lebensveränderung die Irritation in unterschiedlichem Ausprägungsgrad auftreten. Es gibt Menschen, die auf Grund ihrer Erziehung sehr flexibel sind. Sie wurden in einer wechselnden (aber nicht überfordernden) Umgebung liebevoll dazu angeleitet, sich mit all ihren Sinnen und Fähigkeiten möglichst rasch auf das Neue einzustellen. Sie wurden bei diesem Umstellungsprozeß gestützt und ermuntert, nicht aufzugeben.

Andere Menschen erlebten in ihrer Kindheit, daß Sicherheit einer der größten Werte ihrer Familie war. Alles, was diese Sicherheit gefährden konnte, wurde vermieden und bekämpft. So bekamen diese Kinder von zu Hause kein hilfreiches Modell mit, wie sie mit neuen Einflüssen und notwendigen Veränderungen umgehen können. Sie sind daher für Krisen besonders anfällig und haben große Mühe, aus ihnen wieder herauszukommen.

Was ist nun eine Krise, und wie läuft sie ab?

Das Wort Krise ist vom griechischen «krísis» abgeleitet, das Entscheidung bedeutet. In unserem Sprachgebrauch bezeichnen wir damit eine schwierige, manchmal auch gefährliche Situation (zum Beispiel bei Krankheiten), den Wendepunkt einer Entwicklung oder die Notwendigkeit eines besonderen Umdenkprozesses. In diesem psychischen, manchmal auch körperlichen Engpaß bedarf es des Einsatzes aller verfügbaren Fähigkeiten.

Um die Krise von anderen Belastungssituationen abzugrenzen, werden in der Krisenforschung vier typische Phasen des Verlaufes beschrieben:

– Die *erste Phase* kann als «Konfrontation mit dem Ereignis» bezeichnet werden. Wie wir alle wissen, setzen sich häufig vielerlei Verdrängungsmechanismen in Gang, damit wir eine Veränderung nicht wahrnehmen müssen. So sind sich zum Beispiel viele einige Zeit nicht bewußt, daß sie merkbar älter, schwerer, faltiger, schlaffer, schwächer werden. Nur bei den anderen werden diese «Verfallserscheinungen» sehr schnell bemerkt. Ebenso wird lange Zeit «übersehen», daß sich der Lebenspartner offensichtlich entfernt oder die Kinder dem Hause entwachsen. Damit schützt man sich, oberflächlich betrachtet, vor der anstehenden Krise. Erst wenn die Veränderung so deutlich ist, daß niemand mehr daran vorübergehen kann, muß man sich endlich auch selbst damit auseinandersetzen. Die Krise nimmt ihren Lauf …
– In der *zweiten Phase* werden Lösungen gesucht, je nach psychischer Konstellation auf verschiedene Art: Ein Teil der Betroffenen sucht nach Ideen, wie sie selbst zum Ausweg beitragen können. Die weitaus größere Gruppe versinkt aber in ein kindliches Verhalten: Es wird Schutz und Hilfe von der «Großen Mutter» oder dem «Großen Vater» gewünscht und gefordert. So soll der Ehepartner, der Arzt, die Kirche, der Staat etc. für alle Probleme eine Lösung bereithalten.
– In der *dritten Phase* werden alle «Bewältigungskapazitäten» mobilisiert. Nach der Nachdenkpause und dem Sammeln

von Ideen wird nun, sofern Auswege gefunden wurden, zur Tat geschritten. Der gute oder schlechte Ausgang dieser Aktion ist wesentlich an der letzten Phase beteiligt.
- In dieser *vierten Phase* gibt es zwei Möglichkeiten: Entweder war die Neuorientierung erfolgreich und konnte den Krisengeschüttelten in eine neue Haltung, eine Veränderung, einen nächsten Lebensabschnitt geleiten, oder es gab keine geeigneten Hilfen zur Weiterentwicklung. Dann bleibt ein resignierender, verbitterter Mensch zurück, der leider die neuen Umstände nicht in sein Leben integrieren konnte.

In meiner psychotherapeutischen Arbeit begegnen mir viele Menschen, die entweder mitten in einer Krise stehen oder die eine schlecht verlaufene, vergangene Krise wieder aufleben lassen müssen, um durch eine Neubewertung die steckengebliebene Entwicklung wieder in Gang zu setzen. Sehen wir uns nun die verschiedenen Krisen an und überlegen wir, wie die Progressive Muskelentspannung bei der Lösung hilfreich sein kann.

3.1 Lebenskrisen

Krisen gehören zum menschlichen Leben einfach dazu. Das natürliche Werden und Vergehen setzt uns von den Kindertagen an vor immer neue Aufgaben. Es gibt Gesellschaften, die den Übergängen im Leben einen wichtigen Platz einräumen und als Hilfestellung für die Betroffenen rituelle Feiern abhalten. So finden sich zum Beispiel beim Eintritt der Geschlechtsreife der Jugendlichen oder in den Wechseljahren rituelle Handlungen, die eine Phase abschließen und mit den Aufgaben der nächsten Zeit vertraut machen. Auf diese Weise geht kein Erfahrungsschatz verloren, da die Generationen, die den Betroffenen vorausgegangen sind, ihr Wissen weitergeben. Die «Neuen» haben Zeit, sich mit Form und Inhalt der nächsten Stufe anzufreunden, und werden dabei hilfreich unterstützt. Völkerkundliche Forschungen zeigen, daß die Lebenskrisen in diesen Kulturen nahezu ausbleiben.

Bei uns jedoch muß sich jeder, der an einem Lebensübergang steht, die Neuorientierung selbst erarbeiten. Es gibt weder Muster für körperliche noch für soziale Veränderungen. Der Informationsstand ist entsprechend schlecht in weiten Teilen der Bevölkerung. So wissen viele weder mit den seelischen Auswirkungen der Pubertät, der Schwangerschaft, der Midlife-crisis noch bei neuer Partnerschaft oder deren Verlust, bei der Vergrößerung der Familie durch Kinder oder bei Altersproblemen (um nur einige Beispiele zu nennen) umzugehen.

Jede dieser neuen Phasen (und noch einige mehr) können einen gewaltigen Streß erzeugen. Ich treffe in meiner psychotherapeutischen Arbeit immer wieder Frauen und Männer, die sehr überfordert und alleingelassen sind. Da das aber in unserer Gesellschaft so häufig vorkommt, wird es fast schon als normal angesehen (was es erwiesenermaßen jedoch nicht ist). Die Betroffenen sind jeweils erstaunt, daß nicht nur schmerzliche Veränderungen (wie zum Beispiel der Tod des Lebenspartners), sondern auch Eheschließungen und Geburten in ernste Krisen führen können.

Es ist eine Tatsache, daß es notwendig ist, eine Lebensphase abzuschließen, um sich der neuen positiv zuwenden zu können. Wenn das nicht gelingt, bleibt immer noch ein Teil der Psyche in der Vergangenheit stecken. Jeder kennt Mitbürger, die niemals richtig erwachsen werden oder sich nicht aus einer (normalen) Trauer um einen verlorenen Angehörigen lösen können. Um eine Lebenskrise Schritt für Schritt zu durchwandern und sie schließlich hinter sich zu lassen, ist es äußerst nützlich, ein Entspannungsverfahren regelmäßig zu üben. Die Regelmäßigkeit, gepaart mit dem Verteilen der Entspannung,

- vermindert Angst und depressive Zustände,
- gibt das Gefühl, mehr Kontrolle über das eigene Leben auszuüben und
- ist ein wichtiger Halt in einer Zeit, in der sich so vieles rundherum verändert.

So bleibt ein verläßlicher Fixpunkt.

Zusätzlich haben sich alle inneren Sätze als hilfreich erwiesen, die Zuversicht und Stütze zum Durchhalten geben.

3.2 Beziehungsprobleme

Häufige Lieferanten für Krisen sind die Beziehungen, in denen wir leben. Seit dem Säuglingsalter hat jeder von uns etliche Bedürfnisse und wünscht sich, daß die Umwelt sie befriedigen möge. So möchte man sich oft umsorgt, verstanden, geborgen und geschützt fühlen. Man sehnt sich nach Zuwendung, Aufmerksamkeit und Liebe. Man möchte menschliche Wärme hautnah spüren und erleben, daß man jemandem wichtig ist.

Sehr häufig werden diese Wünsche nur zu einem Teil (manchmal sogar zu einem sehr geringen) abgedeckt. Sowohl die Erkenntnis, daß man selbst «hungrig» bleibt, als auch jene, daß man selbst einen lieben Mitmenschen niemals ganz «sättigen» kann, ist frustrierend. So können grundsätzlich weder die Eltern sämtliche Wünsche ihrer Kinder, noch später die Kinder jene ihrer Eltern befriedigen. Probleme und Konflikte sind dadurch vorprogrammiert und führen nicht selten in eine Krise.

Noch schwieriger verhält es sich in Partnerschaften. Je größer die emotionalen Mängel in der Kinderzeit waren, desto bedeutender sind die Phantasien über den «idealen» Partner. Alle alten Wunden sollen nun durch die Liebe geheilt werden. Diese übersteigerten Hoffnungen müssen zweifellos enttäuscht werden, da es für einen Partner allein unmöglich ist, soviel zu bewirken. Außerdem ist oft das innere Bild vom Partner von den Sehnsüchten dermaßen gefärbt, daß es weit von seiner wirklichen Persönlichkeit entfernt ist. Die tatsächlichen Fähigkeiten und Schattenseiten werden manchmal erst nach vielen Jahren des Zusammenlebens gesehen (und bisweilen auch nie).

So bleibt man häufig unbefriedigt, ist frustriert und ärgerlich. Der Zeitpunkt, an dem man erkennen muß, daß weder

Mutter oder Vater, noch Kinder oder Partner das erwünschte Heil bringen, führt oft zu Streit und in eine Krise.

Was kann in einer so komplizierten Situation die Entspannung bewirken?

Erwiesenermaßen vermindert das regelmäßige Üben die Ärgerbereitschaft und Feindseligkeit. Vielleicht gelingt es nun, daß sich die Krisenpartner möglichst gelassen an einen Tisch setzen und versuchen, ihre Beziehung zu überdenken und neu zu ordnen. Außerdem stärkt die Entspannung das Gefühl der Selbständigkeit und Unabhängigkeit. Man fühlt sich nicht mehr so ausgeliefert, da man erfahren hat, daß man einen guten Teil der Bedürfnisse selbst stillen kann. Man weiß, daß es möglich ist, auch allein zu sich gut zu sein. Nicht alles wird nun mehr von den anderen erwartet.

So werden die gegenseitigen Ansprüche etwas kleiner und sicher realistischer. Man kann sich leicht vorstellen, wie diese Haltung die Problemsituation entspannt. Wenn zudem eine neue Lösung gefunden wird, können alle Betroffenen um ein Stück erfahrener und gereifter aus der Krise wieder auftauchen.

3.3 Innere Konflikte

Seit Sigmund Freud ist es der psychologisch interessierten Nachwelt klar, daß unaufgelöste innere Konflikte, also solche, die keine Veränderung erfuhren, zu Neurosen führen. Sie machen jenen krank, der im inneren Konflikt verharrt.

Man kann diese Konflikte in bewußte und unbewußte unterteilen:

Wir haben es mit einem bewußten inneren Konflikt zu tun, wenn man zum Beispiel einerseits ein hohes sportliches Ziel erreichen will, andererseits aber ein starkes Bedürfnis nach Passivität und Ruhe hat. Jedesmal, wenn man trainieren sollte, entsteht ein innerer Kampf zwischen den beiden Wünschen. Siegt die sportliche Seite, hat man vielleicht das Gefühl, nicht genug ausgeruht zu haben. Bekommt aber das Ruhebedürfnis die Oberhand, meint man, die körperliche Fitneß vernachlässigt zu haben. So hat man auf alle Fälle ein schlechtes Gewissen.

Der *unbewußte innere Konflikt* ist noch ein Stück komplizierter gelagert. Dreht es sich doch dabei um so verbotene Inhalte, daß sie nicht einmal ins Bewußtsein gelangen dürfen. Ein Beispiel wäre ein junger Mann, dessen Wunsch nach erotischer Annäherung an seine Schwester von der Tabuschranke abgebremst wird. Die sexuellen Phantasien sind so «undenkbar» für ihn, daß sie unbewußt bleiben und in der Folge verdrängt werden. Nun sind verdrängte Wünsche aber nicht verschwunden, sondern treiben im Untergrund ihr Unwesen. Sie kommen in anderer Form, fast unkenntlich «verkleidet», wieder hervor und zeigen sich als Depression, Zwänge oder Ängste. Sie sind bedeutend schwerer aufzulösen, da meist erst der dahinterliegende Konflikt sichtbar werden muß, damit ein Weg zur Heilung gefunden werden kann.

Ob unbewußt oder bewußt – die inneren Konflikte führen jedenfalls zu einem bedeutend erhöhten Spannungsniveau. – Und hier können wir mit der Entspannung ansetzen. Die psychotherapeutische Erfahrung hat gezeigt, daß in entspanntem Zustand das Innenleben langsam lang verdrängte Inhalte Stück für Stück freigibt. So kommen manche Träume, Erinnerungen und Einfälle, die den Konflikt klarmachen und somit eine neue Möglichkeit schaffen. Die inneren Bedürfnisse können nun miteinander in Kontakt treten und eine befriedigende Lösung aushandeln.

3.4 Entscheidungsprobleme

Es gibt sehr viele Menschen, die mit Entscheidungen ihre wahre Not haben. Sie schleichen stundenlang durch die verschiedenen Abteilungen der Warenhäuser und wissen eigentlich nicht, was sie wollen. Andere wieder lassen auch diese frustrierende Suche bleiben. Sie sind darauf angewiesen, daß ihre Mitmenschen ahnen, was sie brauchen könnten, und es ihnen schenken. Das größte Geschenk ist dabei vermutlich, daß wieder einmal die Entscheidung abgenommen wurde. Manche Schlauen (in der Mehrzahl Männer) nehmen sich zum Einkauf menschliche Unterstützung (meistens die Ehefrauen) mit. Dann lassen sie sich im Geschäft von ihrer Begleitung einen Artikel «einreden» und haben praktischerweise immer jemanden, der Schuld hat, wenn das Gekaufte doch nicht so ideal ist.

Wir sehen schon: Entscheidungen treffen hat etwas mit der Übernahme von Verantwortung zu tun.

Und davor fürchten sich offenbar viele Menschen.

Aber auch die Weigerung, sich zu entscheiden, bedeutet für manche besonderen Streß. So gibt es jene, die in einer unerträglichen Beziehung bleiben, weil sie sich zur Veränderung nicht durchringen können. Andere leben in einem Dreiecksverhältnis, das allen Beteiligten sehr viel Leid beschert, weil es offenbar zu schwer fällt, eine Entscheidung mit allen Konsequenzen zu treffen. Wieder andere vernachlässigen eine Krankheit, weil sie sich zu keiner Behandlung entscheiden können, bis sie erfahren, daß es nun zu einer Heilung zu spät sei.

Verantwortung für sich und seine Handlungen übernehmen ist ein Teil des Erwachsenseins, also das Ergebnis eines Reifeprozesses. Alle, die dazu noch nicht in der Lage sind, obwohl sie dem Alter nach erwachsen wären, sollten sich die Frage stellen, was sie daran hindert, aus ihrem kindlichen Verhalten auszusteigen. Sie vermeiden die Krise als einen (vielleicht schmerzlichen) Veränderungsprozeß.

Wie im letzten Abschnitt dieses Buches noch genauer erläutert wird, haben wir mit der Progressiven Muskelentspannung ein hervorragendes Mittel, die Entscheidungsfähigkeit auf eine sehr subtile Art zu unterstützen. Hilft doch das klare Bekennen zu Spannung oder Entspannung, ja oder nein, fest oder locker, eindeutig zu werden. Es ist eine Übung der Entschiedenheit, die sich jeden Tag mehr auch auf die Fähigkeit im übrigen Leben zu klaren Er- und Bekenntnissen auswirkt. Sie führt aus dem diffusen, dumpfen Mitschwimmen zum Stellung-Beziehen. Und das ist nicht nur wesentlich befriedigender für sich selbst, sondern erleichtert auch der Umwelt den zwischenmenschlichen Umgang. Es tut einfach gut, mit einem Menschen zu sein, der weiß, was er will, und das auch klar ausdrückt.

4 Angst

Angst und ihre körperlichen Begleiterscheinungen standen bei Edmund Jacobson am Beginn seiner Forschungsarbeit. Es ist daher recht und billig, wenn ihr an dieser Stelle ein besonders ausführliches Kapitel gewidmet wird.

4.1 Über den Umgang mit der Angst

Ängste sind die häufigsten Gründe, sich einer Psychotherapie oder einem Entspannungsverfahren zuzuwenden. Sie sind das Hauptarbeitsgebiet aller psychologischen Heilverfahren. Ist aber Angst etwas so Unnatürliches, daß man sie grundsätzlich bekämpfen muß?

Wenn wir nur ein bißchen zurückblicken, müssen wir erkennen, daß Angst über alle vergangenen Jahrtausende hinweg ein menschlicher Faktor war, mit dem man durchaus rechnete und den man auch gezielt einsetzte. Es war immer klar, daß der Mensch Angst vor Gott und den höheren Mächten «zu haben hat». Man hätte es als sündhaft angesehen, wäre es anders gewesen! Es war auch selbstverständlich, vor den Naturgewalten und Schicksalswendungen Angst zu haben. Niemand hätte es geleugnet! Herrschaft war ebenso grundsätzlich auf Angst aufgebaut. Es kam Fürsten und Königen gar nicht in den Sinn, ihre Untertanen zur Abgabe ihrer Steuern freundlich zu motivieren, sondern sie verbreiteten Angst vor den möglichen Strafen einer Verweigerung.

Aber wir brauchen gar nicht so weit zurückzublicken: Auch heute wird in Kriegen nichts als Angst und Schrecken verbreitet.

Die Machthaber kalkulieren sehr genau damit, wie man über Angst etwas erreichen kann.

Wenn Sie zu den wenigen Menschen auf dieser Erde gehören, die halbwegs demokratisch erzogen wurden, gehören Sie ohne Zweifel einer privilegierten Minderheit an. Erziehung basierte in der Vergangenheit ausschließlich auf Angst und nicht auf Einsicht. Und auch heute ist es in weiten Teilen der Bevölkerung noch nicht wesentlich anders. So vertrauen viele Bezugspersonen darauf, daß Angst in jedem Menschen grundsätzlich existiert, und sie setzen diese Tatsache «dankbar» ein.

Angst war somit früher eine Selbstverständlichkeit, mit der man lebte. Niemand kam auf die Idee, sie als krankhaft zu bezeichnen. Man akzeptierte sie als ein Stück der Natur. (Es gab natürlich auch immer mutige Menschen. Aber Mut bedeutet nicht Freiheit von Angst. Mut sieht die Gefahr, spürt auch die ängstliche Reaktion in sich, kann sie aber akzeptieren und trotzdem sinnvoll und zielgerichtet handeln.)

Es ist ein typisches Merkmal unserer Zeit, daß Begrenzungen von außen und innen nur mit Mühe zur Kenntnis genommen werden. Alles ist angeblich machbar: Das Alter muß mit Hilfe von Medikamenten besiegt, physische Krankheiten müssen ausgemerzt und Ängste sollen aus dem Leben eliminiert werden. Der Traum von der Grenzenlosigkeit soll endlich Wahrheit werden!

Nun kann sich ein gläubiger Mensch fragen: Ist dem Schöpfer, als er den Menschen in seiner umfassenden Natur (also auch mit seinen Ängsten) erschuf, ein Mißgeschick passiert? Da das äußerst unwahrscheinlich ist, müssen wir annehmen, daß die Angst auch durchaus positive Aspekte in sich birgt. Wenden wir uns diesen einmal zu.

4.2 Angst als Schutzeinrichtung

Angst hat eine wesentliche Signalfunktion. Sie warnt vor Gefahren und enthält die Aufforderung, sie zu überwinden. Es gehört absolut zur seelischen Gesundheit eines Menschen, gefährliche Situationen realistisch einzuschätzen und gegebenenfalls körperlich und seelisch prompt darauf zu reagieren. So ist es zweckmäßig, daß man am Rande eines Abgrunds ein mulmiges Gefühl bekommt und lieber einen Schritt zurück macht, bevor man sich in die Gefahr eines Absturzes begibt. Es ist auch normal und richtig, sich vor Feuer vorzusehen oder dem heranrollenden Straßenverkehr mit Respekt zu begegnen. Nur Menschen, deren Angstschutz-Mechanismus eine Störung erlitten hat, stürzen sich, ohne zu zögern, in die Gefahr. Das ist nicht als wagemutig, sondern als gefahrenblind zu bezeichnen.

Selbst die Ängste, die bei vielen Menschen mehr oder weniger ausgeprägt auftreten, wenn ihnen in den Sinn kommt, daß sie irgendwann einen nahen Angehörigen verlieren könnten, haben eine gute Seite. Die Angst vor dem Verlust eines geliebten Menschen kann eine Entwicklung in Gang setzen, die einen die gemeinsame Zeit in Liebe nützen läßt. Oder sie motiviert, sich nicht so abhängig zu machen, sondern auch noch andere Lebensinhalte zu finden. Die Bestrebungen, eine gute Beziehung zu pflegen oder die eigene leibseelische Gesundheit zu schützen und nicht leichtfertig damit umzugehen, sind sicher ein Gewinn, und wir können letztlich diesem Aspekt der Angst dafür dankbar sein.

4.3 Angst als Kraftquelle

Angst läßt uns nicht nur auf unseren Schutz achten, sie kann unter Umständen auch die Leistung steigern.

Angst heißt auch: Ich komme an die Grenzen meiner bisherigen Erfahrungen. Dieses Gefühl versetzt den Organismus in höchste Alarmbereitschaft und schafft somit Voraussetzungen, besonders wach und konzentriert zu sein. Die Augen und die Ohren schärfen sich, und der Körper ist auf «Flucht» oder «Angriff» programmiert. Das war nicht nur eine weise Einrichtung für unsere Ahnen in grauer Vorzeit, es ist auch jetzt noch besonders nützlich in Notsituationen, bei Krieg oder Katastrophen. In der Tierwelt ist dieser Mechanismus nach wie vor lebensnotwendig.

Zu allen Zeiten steht und stand auch auf anderen Gebieten bei etlichen Menschen (in der Regel uneingestandene) Angst hinter ihren Leistungen. Gerade wenn sehr viel Zeit, Kraft und Engagement im Spiel sind (wie folgend in Beispielen belegt wird), ist die geheime Triebfeder in einer Angst zu finden. Besonders der Sport ist reichlich bestückt mit Anschauungsmaterial. Hier werden oft entweder die eigenen Ängste der Sportler oder die delegierten, «geerbten» Konflikte ihrer Väter oder Mütter bezwungen.

Hinter Sportarten, die die Verteidigungsmöglichkeiten oder die Kraft vermehren, könnte die Angst vor körperlicher Bedrohung, Unterlegenheit und Hilflosigkeit (wie sie irgendwann in der Kindheit erlebt wurde) stecken.

Hinter jenen Disziplinen, die auf Geschwindigkeit aus sind (wie alle Arten von Rennsport), kann die Angst vor dem Festgehalten- oder Eingeholtwerden von Bedrohungen verborgen sein. Diese Menschen haben als Kinder häufig erlebt, daß sie sich am besten durch Flucht vor Stärkeren schützen.

Die Triebfeder der sportlichen Anstrengungen, die in die Höhe führen (wie zum Beispiel Extrembergsteigen) könnte die klassische ödipale Angst sein, ständig nur den zweiten Platz hinter dem Vater im «Urrudel» zu belegen. So gibt es immer einen Ranghöheren, den man bezwingen muß, um endlich auch etwas wert zu sein. Wenn man nun auf den hohen, unwegsamen Berg hinaufsteigt, ist man (symbolisch) der «Größte» von allen, hat den Überblick über das ganze Land, das einem zu Füßen liegt. Es ist verständlich, daß manche nahezu süchtig nach diesem Gefühl sind.

Aber nicht nur den sportlichen Leistungen gibt die (verdrängte) Angst Kraft. Auch bei geistigen und künstlerischen Erfolgen steht sie oft verborgen dahinter. Menschen, die ihr Leben der Forschung weihen, haben das starke Motiv, den Dingen auf den Grund zu gehen. Sie wollen vielleicht nie mehr eine so komplizierte, diffuse und unverständliche Situation vorfinden, wie sie es früher erlebten.

Andere, die mit einem Projekt, einer Leistung an die Öffentlichkeit treten, wollen endlich einmal gehört, respektiert oder bewundert werden. Sie haben möglicherweise Angst, «durch den Rost zu fallen», so wenig zur Kenntnis genommen zu werden wie in ihrer Kinderzeit.

Alle diese Ängste (und noch einige mehr) verleihen ihren «Besitzern» Kraft und Zielstrebigkeit. Die Leistungen, die daraus hervorkamen, haben die Menschheit weitergebracht. Sie haben uns Fortschritt und Kunst beschert und uns durchaus bereichert. Es kann daher keine Zielvorstellung einer Psychotherapie oder eines Entspannungstrainings sein, die Angst ganz zu beseitigen (auch wenn sich Klienten das immer wieder wünschen). Unser Ziel ist vielmehr zu lernen, mit der Angst so umzugehen, daß wir aus der Lähmung herauskommen und ihre aktivierende Kraft nützen können.

Wann aber wird die Angst als hinderliche Reaktion eingestuft?

4.4 Die engen Grenzen der Angst

«Angst» kommt vom lateinischen Wort «angustiae», und das bedeutet «Enge».

In der Tat fühlt man manchmal bei sich selbst oder bei Menschen seiner Umgebung diese Enge. Man erlebt zuweilen Ängste, die man nicht versteht und mit keinem aktuellen Auslöser in Verbindung bringen kann. Sie kommen einem irgendwie übertrieben vor.

Nun ist aber keine Angst unsinnig. Sofern es möglich ist, ihre Geschichte aufzuspüren und zu verstehen, wird es klar, daß genau diese Angst einmal aus sehr sinnvollen Gründen entstanden ist. Sie hat den «Angstbesitzer» vor Überforderung oder einem schwierigen Konflikt mit einer Bezugsperson bewahrt.

Wir werden uns den verschiedenen Ängsten später genauer zuwenden. Im Moment sei nur eines noch einmal betont: Eine Angst ist eine Grenzerfahrung! Sie zeigt, daß man in einem bestimmten Bereich an seiner persönlichen Grenze angelangt ist. Und da der Körper und die Psyche auf ihren Besitzer gut aufpassen, machen sie die Grenze sehr drastisch deutlich: das Herz beginnt schneller zu klopfen, man wird blaß, die Hände werden kalt, die Atmung wird flach oder kurzzeitig ganz eingestellt, kalter Schweiß bricht aus. All das und noch einiges mehr passiert, wenn das Hirn signalisiert: «Achtung! Höchste Alarmstufe!» Der Körper reagiert prompt auf den Hilferuf und schüttet eine Menge Adrenalin aus – alles weitere sahen wir vorhin.

Alles, wirklich alles auf der Welt kann angst machen, auch wenn das viele beobachtende Angehörige der Angstgeplagten nicht verstehen.

Oft liegt der Grund für diese «Begrenztheit» in einer überängstlichen Erziehung, die überall Gefahren lauern sieht. Vater, Mutter oder eine andere Bezugsperson waren für das kleine Kind ein wichtiges Modell. Sie lebten (oft ebenfalls unbewußt) ihre eigenen Ängste vor und erhoben sie zur Norm. Das heißt, sie vermittelten dem Kind, daß es normal sei, vor dem Gewitter, einem Hund, einem engen Raum, einer Menschenmenge, der Ansteckung durch Bazillen (um nur einige wahllose Beispiele zu bringen), Angst zu haben. Das Kind hat keine Möglichkeit, andere Erfahrungen einzuholen und somit die Gefährlichkeit des Auslösers zu überprüfen. Es muß das Handeln seiner Bezugspersonen als Orientierung nehmen. Wenn beispielsweise der Vater böse Erlebnisse mit einem Hund hatte, die er nicht entsprechend seelisch verarbeiten konnte, und nun dem Kind beibringt, daß es grundsätzlich keinem Hund näher kommen soll, so wird automatisch eine «Grenze», also eine Angst gebildet. Doch gibt es nicht nur Angst «aus zweiter Hand».

Manchmal hatte der später Ängstliche selbst Erlebnisse in der Vergangenheit, die erschreckend waren (in der Fachsprache: «traumatisierend») und in der Folge die inneren Alarmsirenen allzuschnell aufheulen lassen. Das kann zeitlich so weit zurückliegen, daß er sich an diese Begebenheiten nicht bewußt erinnert und daher nicht weiß, warum die «Trennlinie» entstanden ist. Eine oft schwierige Aufgabe für die Psychotherapie!

Auch die durch Traumen entstandenen Ängste waren viele Jahre ein gewohnter Teil des Lebens, der niemals hinterfragt wurde. Das ist eine betrübliche Tatsache, die später einige Mühe bereitet. Denn der Ängstliche zimmert sich sein Leben so zurecht, daß es zu den Ängsten paßt: Schutzvorrichtungen, Schonverhalten und Vermeidungen werden um sie herum aufgerichtet, und auf diese Weise wird die Angst noch mehr fixiert. So sagt sich vielleicht die Frau, die sich in Fahrstühlen fürchtet, daß es sowieso gesünder ist, Treppen zu steigen, und macht um jeden Lift einen Bogen. Der Mann, der Beklemmungen bekommt, wenn mehr als zehn Menschen an einem Ort sind, behauptet, daß heutzutage überall Taschendiebe seien und man sich vor ihnen schützen müsse. Er bleibt lieber allein zu Hause und vermeidet seinen Angstauslöser. Die beiden finden natürlich ihre Argumente völlig plausibel und normal. Für sie gibt es keinen Anlaß, ihr Verhalten zu hinterfragen, bis ..., ja bis das Schicksal spielt und ihnen eine Situation bringt, die ihnen eindrucksvoll vor Augen führt, daß ihre Angst etwas Abnormes und absolut Hinderliches hat. Oft tritt das Schicksal in Form eines neuen Partners, von Freunden oder beruflichen Gegebenheiten auf, in denen das alte, gewohnte und krankmachende familiäre Arrangement nicht mehr aufrechtzuerhalten ist. Unfreiwillig und oft durch Außenstehende wird aus dem Angstgewohnten einer, der durch diese Angst in einen Engpaß gerät. Er ist nun endlich gezwungen, sein Verhalten zu ändern, und kann so sein Lebensrepertoire erweitern.

Wie wir sehen, ist diese Veränderung oft eine Erlösung. Es ist daher keineswegs angebracht (wie dies leider in vielen Familien geschieht), beim neurotischen Angstarrangement eines Menschen einfach mitzuspielen, sofern man die Gefahr dabei erkennt. Genausowenig wie man einem Alkoholiker eine Flasche Wein zustecken soll, nur damit er friedlich bleibt, sollten die Vermeidungsstrategien eines Ängstlichen einfach übergangen werden. Denn damit hilft man ihm nicht, die Angst zu überwinden, sondern unterstützt ihn dabei, sie «einzubetonieren».

Genausowenig nützt es, dem Ängstlichen zuzureden, er brauche keine Angst zu haben oder er solle sich einfach «zusammenreißen». Das ist der klassische Rat, auf den jeder Angstbesitzer bereits allergisch ist!

Natürlich ist es Außenstehenden nicht verständlich, warum bei jemandem an genau dieser Stelle genau diese Angst entstanden ist. Es gibt die kalkulierbare und genau nachvollziehbare Lehrbuch-Angstentwicklung nicht. Jede ist eine ganz individuelle und persönliche Geschichte – einmalig auf dieser Welt. Alle wissenschaftlichen Raster und Erklärungsmodelle sind nur Annäherungsversuche, nicht mehr! In einer sehr behutsamen und einfühlsamen Arbeit muß sich nun der Psychotherapeut gemeinsam mit seinem heilungsuchenden Klienten auf den Weg seines neurotisierten Lebens begeben und versuchen, «Weichen umzustellen».

Die einzige Möglichkeit heißt: Hilfe für die Erweiterung der Grenzen. Die innere Welt, die erfüllt von Befürchtungen ist, kann sich durch sorgsame und vor allem möglichst entspannte neue Grenzerfahrungen erweitern. Das ist der Ansatzpunkt für unser Entspannungstraining. Nur Schritt für Schritt kann man sich aus dem vertrauten, engen Bereich herausbewegen und sich Neuem und Unbekanntem aussetzen. Und zwar nicht nur in der Angsttherapie, sondern als normaler Lernprozeß während unseres ganzen Lebens.

4.5 Und die sogenannten «Angstlosen»?

In der Tat gibt es Mitbürger, die behaupten, keinerlei Angst zu kennen. Nun können wir aber davon ausgehen, daß Menschen, die kein natürliches Alarmsystem in sich haben, defizitär sind. Die Erfahrung der Grenze ist bekannterweise nicht nur nützlich, sondern oft lebensnotwendig. Jemand, der kein Hitzeempfinden hat, wird sich oft verbrennen. Ein anderer, dessen Geruchssinn nicht funktioniert, wird Brand- oder Gasgeruch nicht wahrnehmen können und sich vielleicht in eine sehr gefährliche Situation begeben. Genauso setzt die Psyche ganz bewußte Schranken, um sich vor Überforderung zu schützen.

Wie wir aus den Medien wissen, gibt es in manchen Kriegsländern dieser Erde bedauernswerte Geschöpfe: Kinder, denen brutal alle Gefühle ausgetrieben werden, damit sie später wie Killerhunde auf den Kriegsschauplätzen erbarmungslos eingesetzt werden können.

Aber wir müssen gar nicht so weit sehen. Auch bei uns gibt es immer noch Erziehungsströmungen, die besonders Buben die natürliche Angst auszutreiben versuchen. Wer Angst ausschließlich als diskriminierend erlebt und dafür verhöhnt wird, entwickelt langsam eine Art «Gefühlsblindheit». Er will seine Angst nicht als Angst erkennen, weil er Angst hat, sonst als ängstlich zu gelten! Der Umgang mit Menschen, deren Zugang zu ihren Gefühlen in dieser Weise blockiert ist, gestaltet sich schwierig und karg. Lustvolles Erleben ist sicher nicht möglich. Wer seine «dunklen» Gefühle nicht wahrnehmen kann, dem entgehen auch mit Sicherheit jene Gefühle, die beglücken und bereichern können.

Wenden wir uns nun wieder unserem Thema «Angst» zu.

4.6 Die vielen Arten der Angst und ihre Behandelbarkeit

Wie schon angedeutet, hat die Angst viele verschiedene Gesichter. Damit Sie sich dennoch einigermaßen orientieren können, wollen wir uns einen kurzen Überblick bezüglich ihrer Behandlungschance verschaffen. Wir gehen dabei von der berechtigten Angst vor realen Gefahren über verschiedene Formen neurotischer Angst bis zu jenen Ängsten, die im Rahmen einer psychotischen Erkrankung auftreten.

4.6.1 *Real- und Vitalangst*

Die Angst auf dieser Stufe ist eine Reaktion, die in keiner Weise behandlungsbedürftig ist. Wie wir schon im Vorangegangenen sahen, entspricht sie der gesunden, natürlichen Alarmbereitschaft.

Unter *Realangst* versteht man jenes Gefühl, das einen erfaßt, wenn man nachts durch einen dunklen Park geht, an einer Bande aggressiver Jugendlicher vorbeikommt oder mit dem Auto auf Glatteis gerät. Die Psyche setzt den Körper in einen Zustand erhöhter Wachheit, der ihn schneller zielführend reagieren läßt.

Die *Vitalangst* wiederum horcht nach innen. Sobald grobe Störungen wie Herzstechen oder Lähmungserscheinungen registriert werden, reagiert der betroffene Mensch sinnvollerweise mit einer Ruhigstellung. Auch eine verletzte Katze zieht sich zu ihrer Heilung in einen Winkel zurück. Natürlich können auch Real- und Vitalangst zu einem neurotischen Ausmaß anwachsen – davon mehr bei den Phobien.

4.6.2 *Neurotische Ängste*

Sie sind das eigentliche Betätigungsfeld der Psychotherapie. Neurotische Ängste wurden zu irgendeinem Zeitpunkt der Vergangenheit erlernt, daher geht es nunmehr darum, sie auch wieder zu verlernen. Wie man das unter anderem macht, behandelt der Abschnitt über die systematische Desensibilisierung (Seite 161 f.), der auch eine Anleitung zur Selbsthilfe enthält.

Am besten behandelbar sind ohne Zweifel jene Ängste, die sich auf ein ganz bestimmtes Gebiet (und nur dieses) beziehen. Man nennt sie *Phobien*. Ihre Auslöser sind ungefährliche Objekte oder Situationen, die aber bei der betreffenden Person aufgrund der speziellen Vorgeschichte alle möglichen Angstausprägungen, von leichtem Unbehagen bis zur Panik, auslösen können. Die Erkenntnis, daß andere Menschen in der gleichen Situation keine Angst haben, ändert leider nichts. Einige der verbreitetsten Phobien werden später genauer betrachtet.

4.6.3 Die diffuse Angst

Immer wieder gibt es Menschen, die zum Entspannungskurs oder zur Psychotherapie kommen und sagen, sie hätten Angst, wüßten aber nicht, wovor. Sie erkennen die Angst hauptsächlich an den körperlichen oder auch seelischen Auswirkungen wie Beklommenheit, Atemnot, aufsteigender Übelkeit, Schwindel, Schweißausbrüchen und dergleichen mehr.

Nun kann unter Umständen diese schwer faßbare Angst Zeichen einer tieferliegenden psychotischen Erkrankung sein, und das müßte unbedingt abgeklärt werden. In vielen Fällen aber kristallisiert sich bei längerer psychologischer «Grabearbeit» eine Ursache heraus. Hinter den meisten Ängsten steht ein Konflikt, und diesen gilt es zu heben und zu lösen. Dieser Konflikt ist aber für den Betroffenen offenbar so belastend und verpönt, daß er bisher nicht ins Bewußtsein dringen durfte. Mit viel psychotherapeutischer Sachkenntnis und Behutsamkeit sollte es aber gelingen, den geheimen «Übeltäter» dingfest zu machen und danach gezielt an seiner Heilung zu arbeiten.

4.6.4 Die Angst vor der Angst

Viele Angstkranke waren schon bei etlichen Ärzten und stellten schließlich mit Enttäuschung fest, daß Medikamente nur eine kurzzeitige Verbesserung brachten und an der Angstbereitschaft nichts wirklich geändert wurde. Da es offenbar bis zu diesem Zeitpunkt in ihrem Repertoire keinerlei Angstverminderungsmechanismus gab, fühlten sie sich angesichts dieser Tatsache sehr hilflos. Diese Hilflosigkeit ihrerseits löste den nächsten Schritt aus: die Angst vor der Angst.

Schon allein der Gedanke an die quälenden seelisch-körperlichen Begleiterscheinungen der Angst löst genau die befürchteten Symptome aus. Das ist ein Teufelskreis, der mitunter nicht so einfach zu durchbrechen ist. Eine ganz wichtige Maßnahme, aus der Hilflosigkeit herauszukommen, ist ohne Zweifel die Entspannung. Mit ihr ist es möglich, das Unbehagen schon im Anfangsstadium zu identifizieren und es wirkungsvoll abzuschneiden. So weitet es sich gar nicht zu einem ausgewachsenen Angstanfall aus. Die Entspannung zeigt, daß ich nicht Angst vor der Angst haben muß, denn ich habe nun eine Möglichkeit in der Hand, selbst der Angst zu begegnen.

4.6.5 *Psychotische Ängste*

Ängste gehören, wie bereits erwähnt, auch zu den Symptomen einer schweren seelischen Erkrankung, der man mit Psychotherapie allein nicht beikommt. Angst ist allerdings nur eines unter vielen Symptomen, die gebündelt auftreten müssen, um als Psychose diagnostiziert zu werden. Ich möchte sie somit nur der Vollständigkeit halber erwähnen und nicht, um Schrecken zu verbreiten. Aber wie bei allen anderen Krankheitssymptomen lohnt es sich, im Zweifelsfall einen Fachmann zu befragen. Im Falle einer Psychose ist es angezeigt, entsprechende Medikamente zu nehmen. Ein Entspannungstraining und/oder eine Psychotherapie sind zusätzlich sehr wirkungsvolle begleitende Maßnahmen.

4.6.6 *Angst im Rahmen einer körperlichen Erkrankung*

Schließlich gibt es noch *angstähnliche Zustände,* die im Rahmen einer Krankheit auftreten, bei der Beklemmungen oder innere «Entgleisungen» dazu gehören. Solche organische Störungen sind beispielsweise Erkrankungen der Schilddrüse, des Blutzuckerhaushaltes oder Vergiftungen. Auch Herzkrankheiten wie die Angina pectoris können zu den gleichen Symptomen wie Angst führen. Jeder kann sich auch vorstellen, daß die Beklemmungen bei einem schweren Asthmaanfall zu dem Gefühl der seelischen «Enge» (wie wir Angst nannten) wird.

Hier ist das oberste Gebot, erst einmal die Grunderkrankung mittels geeigneter Medikamente in den Griff zu bekommen. Ein Patient, der an einer der genannten Krankheiten leidet, wird vermutlich mit der Störung leben lernen müssen. Er ist dabei in guter Gesellschaft vieler, vieler Menschen, die diese Aufgabe bereits bewältigten oder dabei sind, es zu lernen. Eine wichtige Voraussetzung ist ein gut integriertes Entspannungsverfahren. Dieses muß so fest im Repertoire verankert sein, daß es selbst in krankheitsbedingten Krisenzeiten abrufbereit ist. Wesentlich ist aber auch, daß die körperlichen Symptome klar als solche erkannt werden, daß entsprechend gehandelt wird und daß sie primär nicht mit psychisch bedingten Ängsten verwechselt werden. Natürlich ist es möglich, daß in der Folge solche Ängste auftreten. Ihnen muß aber anders begegnet werden als den Zeichen der Grunderkrankung.

Nun haben wir uns die Ängste in Hinblick auf ihre Behandelbarkeit angesehen. Wir sahen, daß es normale Angst gibt, die zum natürlichen Empfinden jedes Menschen dazugehört und die man keineswegs wegtherapieren soll. Weiter gibt es eine ganze Palette erlernter «Fehlschaltungen», deren Angst mit Entspannung wesentlich gebessert bis aufgelöst werden kann. Schließlich kamen wir zu Ängsten oder angstähnlichen Formen, bei denen notwendigerweise eine zugrundeliegende schwere Erkrankung primär behandelt werden muß. Entspannung kann dabei nur eine Hilfsmaßnahme sein.

4.7 Die Symptome

Da ich in meiner Arbeit immer wieder erfahre, welche Mißverständnisse über die Erscheinungsformen der Angst herrschen, möchte ich sie an dieser Stelle auflisten. Wir leben in einer stark leistungsbezogenen Kultur, daher wird offenbar über menschliche Schwachstellen sehr wenig untereinander ausgetauscht. Nur so ist es zu verstehen, daß jeder Angstkranke, der zur Psychotherapie kommt, glaubt, seine Symptome seien einmalig auf dieser Welt.

Folgende Zustände können in allen Ausprägungsgraden (von angedeutet bis anfallartig) auftreten:

- *Motorische Spannung:* Man fühlt bei sich oder merkt beim anderen eine gewisse Unruhe, gepaart mit einer Spannung im ganzen Körper. Dies war, historisch gesehen, der Ansatzpunkt von Edmund Jacobson für die Entwicklung der Progressiven Muskelentspannung. Die motorische Spannung führt meistens, wenn sie länger anhält, zu Ermüdung und Muskelschmerzen.
- *Vegetative Hyperaktivität:* In diese Kategorie gehören Schwitzen oder kalte und feuchte Hände, Mundtrockenheit, Benommenheit, Kribbeln in Händen oder Füßen, verstärktes Herzklopfen, Benommenheit, Übelkeit vom Magen, Veränderungen der Verdauung, ein Gefühl der Enge im Hals oder im Brustkorb, Erröten oder Blässe und eine erhöhte Ruhepuls- und Atemfrequenz. Natürlich treten selten alle Symptome auf, aber jedes ist möglich.
- *Erwartungsangst:* Jeder Ängstliche blickt mit einer gewissen negativen Erwartung in die Zukunft, wobei es unterschiedlich ist, ob er sich um sich selbst oder um andere Personen seiner Umgebung Sorgen macht.
- *Überwachheit:* Der Angstgeplagte ist meistens «auf dem Sprung». Er wendet viel Zeit auf, entweder seine Gesundheit oder die belastenden Auslöser von außen zu überprüfen, damit er rechtzeitig mit seiner Vermeidungsstrategie beginnen kann. Diese Konzentration auf ganz bestimmte Punkte führt oft zu einer Konzentrationsschwäche in den übrigen Lebensgebieten. Sie macht außerdem reizbar, ungeduldig und verfolgt den Betroffenen so weit in die Nachtstunden, daß es zu Schlafstörungen kommt.

Wie gesagt, können alle genannten Zustände in unterschiedlichen Ausprägungsgraden vorkommen: von ganz leicht bis zu schwersten Angstanfällen. In diesem Fall spricht man von Panikattacken, die wir uns im nächsten Kapitel genauer ansehen.

4.8 Panikattacken

Die höchste Steigerungsstufe der diffusen Ängste sind die gefürchteten *Panikattacken.* Der Begriff ist relativ neu. Erst seit 1980 wird Panik von anderen Angsterkrankungen abgegrenzt und genauer erforscht.

Man spricht diagnostisch von einer Panikstörung, wenn die Angstanfälle gehäuft auftreten (bis mehrmals täglich). Zusätzlich zu einer meist anerzogenen Ängstlichkeit scheint der Noradrenalinhaushalt im Gehirn gestört zu sein. Typisch für die Panikattacke ist der plötzliche Beginn. Binnen zehn Minuten ist der Höhepunkt des Anfalles erreicht. Neben allen Angstsymptomen, die im vorigen Kapitel aufgelistet wurden (Herzklopfen, Atemnot, Schwindel, Zittern, Schweißausbrüche etc.) treten nun auch Todesängste oder die Angst, verrückt zu werden, auf. Spätestens nach zwanzig bis dreißig Minuten klingt die Attacke aber wieder von selbst ab.

Der rasante und dramatische Verlauf einer Panikattacke macht es sehr schwer, im entscheidenden Moment mit einer so sanften Methode wie der Entspannung einzugreifen. In der Regel fühlen sich die Betroffenen dazu nicht mehr in der Lage. Die Erfahrung hat aber gezeigt, daß eine Art Panik-Management, in dem vor allem darauf geachtet wird, gut durchzuatmen, die Anfälle mit der Zeit immer schwächer werden läßt. Darüber hinaus ist konsequentes Training der Progressiven Muskelentspannung in den panikfreien Zeiträumen eine Hilfe dafür, daß die Attakken immer seltener bis gar nicht mehr auftreten, da die Hilflosigkeit, die an der Panik ursächlich beteiligt ist, ständig vermindert wird.

Da, wie schon erwähnt, bei Panik bestimmte chemische Substanzen im Gehirn ausgeschüttet werden, können die Angstattacken auch gedämpft werden, wenn die Aktivität dieser Zentren und ihre Stoffwechselvorgänge reduziert werden. Moderne Medikamente werden in eigens dafür eingerichteten Panikambulanzen mit recht gutem Erfolg eingesetzt. Sie können vorübergehend von Angst durchaus entlasten, aber selbstverständlich chronische Zustände und vor allem ihre Ursachen nicht beseitigen. Das bleibt weiterhin eine Aufgabe der Psychotherapie. Da Panikpatienten aber gehäuft dazu neigen, Situationen, in denen sie exponiert sind (wie Auto fahren, in die Öffentlichkeit gehen etc.), zu vermeiden, können angstlösende Medikamente mitunter den Teufelskreis der Angstvermeidungs-Schleife durchbrechen und mithelfen, das persönliche Repertoire an vorher gemiedenen Situationen wieder zu erweitern.

4.9 Phobien

Unter *Phobie* versteht man eine gerichtete Angst, die einen ganz bestimmten Inhalt und Auslöser hat. Wir haben es hier mit einem riesigen Gebiet zu tun. Ganz allgemein kann man Angst als ein Gefühl beschreiben, das auftritt, wenn man an etwas für sich persönlich Bedrohliches denkt. Nun ist prinzipiell alles, je nachdem, in welchem Zusammenhang es einmal erlebt wurde, geeignet, in der Folge Angst auszulösen. Wir haben es dabei mit einem fatalen Lernprozeß, einer «Konditionierung», zu tun.

Typischerweise ist das Objekt oder die Situation, die eine phobische Angst auslöst, keine wirkliche Gefahrenquelle. So sind Hunde, Fahrstühle, Brücken und dergleichen an sich meist harmlose oder neutrale Wesen oder Dinge. Dem Phobiker ist oft auch klar, daß seine Reaktion unsinnig ist, und er hat häufig keine angemessene Erklärung dafür. Diese Erkenntnis macht ihm seine Angst noch unerträglicher, oder sie ist ihm peinlich. In manchen Fällen hat das angstauslösende Objekt auch rein symbolische Bedeutung. Die Angst wurde nicht durch Koppelung einer neutralen Sache mit einer unangenehmen Situation erlernt (wie etwa das Läuten der Kirchenglocken immer an den Tod des Vaters erinnern kann oder die Farbe Rot ständig an das Blut bei einem bösen Unfall denken läßt ...), sondern sie hat reinen Symbolcharakter. Den aufzuspüren, ist oft eine mühsame Aufgabe der Psychotherapie.

So kann zum Beispiel eine Spinnenphobie eine verschobene Angst darstellen, die sich eigentlich auf die Klammerung einer engen Bezugsperson bezieht. Der Betroffene hatte das Gefühl, wie «in einem Spinnennetz gefangen zu sein». Da es ihm aber offenbar nicht möglich ist, sich wirkungsvoll aus dieser Beziehung zu lösen, sucht sich die Angst raffiniert einen anderen Weg, um sich auszudrücken. Die Angst vor der Spinne darf ins Bewußtsein gelangen, die Notwendigkeit, sich mit der angstauslösenden Bezugsperson zu konfrontieren, verschleiert das Unterbewußtsein zu diesem Zeitpunkt noch.

Erst wenn in der Therapie der Zusammenhang geklärt ist, kann in der Regel der Konflikt auch aufgelöst werden. Zuvor stellt der Phobiker aber meist komplizierte Vorsichtsmaßnahmen auf, um jeden Kontakt mit den «gefährlichen» Objekten zu vermeiden. (So fährt er zum Beispiel nicht mit dem Lift oder hält sich von Hunden fern, wie wir in früheren Beispielen sahen.) Solange ihm das möglich ist, kann er seinem inneren ungelösten Konflikt ausweichen. Das funktioniert ganz gut, wenn man dem Auslöser selten begegnet. Ein Österreicher kann zum Beispiel mit einer Angst vor Termiten recht gut leben. Ist jedoch das Angstobjekt ein integrierter Bestandteil seines Lebens (wie öffentliche Verkehrsmittel für den Großstädter), so wird der Alltag mühsam und eingeengt.

Dem Symbolwert mancher Angstauslöser tragen einige Kulturen Rechnung. So schreibt der Schamane oder Medizinmann dem Menschen, den er behandelt, ein Tabu vor. Irgendein Objekt wird gewählt, das zum Beispiel nicht berührt werden darf, oder eine bestimmte Tätigkeit darf nicht ausgeführt werden.

Die Angst wird also genau abgegrenzt. Solange sich der Betroffene an das Tabu hält, ist er zufrieden. Die Gefahr scheint gebannt zu sein. Obwohl diese Methode in den entsprechenden Kulturen funktioniert (zumindest solange das Tabu beachtet wird), neigen wir in unserer westlichen Kultur eher zu Konfrontation oder Umlernen. Gerade dabei kann die Progressive Muskelentspannung außerordentlich hilfreich sein, mildert sie doch den Schrecken der Konfrontation (wie wir bei der systematischen Desensibilisierung sehen) und erleichtert neue Lernprozesse.

Es ist wissenschaftlich nicht ganz geklärt, inwieweit es einen Erbfaktor für die Angst gibt. Möglicherweise wird eine gewisse Krampfbereitschaft genetisch weitergegeben. Ohne Zweifel finden sich in den Familien von Angstpatienten gehäuft Angehörige, die auch unter Ängsten leiden. Solche Angstpatienten hatten allerdings in ihrer Kindheit eine besondere Möglichkeit, Angst zu lernen, konnten sie doch an wichtigen Bezugspersonen, die ihre «Lebensmodelle» waren, Angst beobachten. Sie erlebten auch, daß den Symptomen viel Beachtung geschenkt und zumeist Rücksicht genommen wurde. Für ein Kind, das sieht, daß der Ängstliche geschont wird, daß er Beachtung bekommt und unangenehme Konfrontationen vermeiden kann, ist es nur ein kleiner Schritt, diese Ängste in einem Modell-Lernen zu übernehmen. Der sogenannte «sekundäre Krankheitsgewinn», den es beobachten konnte, führt dazu, daß es nun auch verstärkt auf die Körpersignale hört und sich wie sein «Modell» bald für schonungsbedürftig hält.

Mitunter treten aber, vor dem Hintergrund einer allgemein ängstlichen Persönlichkeit, die gerichteten Ängste, die Phobien, erst im Erwachsenenalter nach einem belastenden Lebensereignis auf. So kann zum Beispiel der Tod einer nahestehenden Person umfassende Verlustängste hervorrufen.

Wenden wir uns nun einigen der häufigsten konkreten Phobien zu.

4.9.1 *Angst vor Mißerfolg*

Da wir in einer Leistungsgesellschaft leben und der Druck, außergewöhnlich zu sein, heutzutage schon bei den Kindern ansetzt, ist die Angst vor Mißerfolg sehr weit verbreitet. Gerade jene, die von ihren Eltern oft mit anderen verglichen wurden und dann schonungslos einer negativen Bewertung ausgesetzt waren, entwickeln ein schwaches Selbstwertgefühl und eine erhöhte Bereitschaft, sich selbst zu kritisieren. Auch wenn andere es schon längst nicht mehr tun – sie stellen sich dauernd selbst in Frage und quälen sich mit Selbstzweifeln. Ihrem Werdegang entsprechend sehen sie auch oft ihre Umwelt als feindlich und fühlen sich durch sie belastet.

Leider wirkt sich diese Angst auch auf die Leistung aus und führt zu einer Art sich selbst erfüllender Prophezeiung. Wo Selbstbewußte zielstrebig an eine Aufgabe herangehen und sie Schritt für Schritt lösen, verschwenden die Leistungsängstlichen viel Kraft, um mit ihren ständig rotierenden Sätzen («Du kannst es ja doch nicht!», «Man wird dich für dumm ansehen!», «Sie werden über dich lachen!» ...) zurechtzukommen. Wenn die inneren Sätze zu stark werden, dann reagieren die Mißerfolgsphobiker oft mit Flucht. Sie wagen gar nicht mehr, an Aufgaben heranzugehen, die sie durch ihr Können und ihre Ausbildung gut lösen könnten. Was tun?

In der Tat ist die Angst vor Mißerfolg nicht leicht wegzubekommen. Viele Jahre negativer innerer Sätze haben einen gewaltigen Vorsprung. Trotzdem muß die Zielrichtung des Entspannungstrainings die Stütze des Selbstwertes sein. Konsequente Entspannung läßt aber auch die Ausgangslage in Leistungssituationen verbessern. Der Ängstliche wird mit der Zeit gelassener und kann sich dadurch besser auf die Aufgabe konzentrieren. Wenn sich in der Folge der eine oder andere Erfolg einstellt, kann eine Neuentwicklung in Gang kommen.

Innere Sätze wie «Ich kann es», «Schritt für Schritt zur Lösung», «Ich vertraue auf mich» und dergleichen sind dabei eine wertvolle Unterstützung.

4.9.2 *Sozialangst*

Sozialphobien sind bei Männern und Frauen gleich häufig. Sie können klar auf eine bestimmte Situation beschränkt sein: Essen oder Sprechen in der Öffentlichkeit, Treffen und Kontakte mit dem anderen Geschlecht etc. Sie können sich aber auch sehr ausgebreitet haben und in fast allen gesellschaftlichen Umfeldern außerhalb der Familie auftreten. In Kontakten mit Menschen machen sich Soziaängste insbesondere dann bemerkbar, wenn es darum geht, sich ein bißchen zu öffnen. Denn dabei setzt man sich viel leichter dem Risiko der Bewertung aus, und davor haben Sozialphobiker die meiste Angst. Aus Furcht, schlecht bewertet zu werden, wird somit sehr viel vermieden. So groß und beängstigend erscheinen die befürchteten Konsequenzen, daß Kontakte schließlich überhaupt ausgespart werden. Der damit verbundene Verlust an positiven Erfahrungen und angenehmen Erlebnissen wird in Kauf genommen.

Dieses Vermeidungsverhalten ist dem einzelnen meist nicht bewußt. Oft glaubt er an seine «plausiblen» Rechtfertigungen.

Außer dem sozialen Rückzug entsteht in der Folge noch eine weitere Konsequenz: Um sich keineswegs in die Gefahr einer «Blöße» zu begeben, entwickelt der Sozialphobiker «Masken» oder «Fassaden», hinter denen er seine wahren Gefühle verstekken kann. Ironie, Hochmut, krampfhaft gespielte Selbstsicherheit oder Prahlerei stehen dann als Mauer vor der Angst. Doch bei längerem Kontakt spürt ein Gesprächspartner, daß irgend etwas unecht oder unglaubwürdig ist. Wir können uns vorstellen, daß das Zusammenleben oder -arbeiten bei Sozialängsten für beide Teile äußerst anstrengend und voll von Mißverständnissen ist. Manchmal ist dies aber der Auslöser für eine therapeutische Arbeit an den Ängsten, da der «Leidensdruck» zu stark wurde.

Die Entstehung von Sozialphobien ist zum größten Teil in einer sehr wertenden Erziehung zu finden. Kinder lernen sehr rasch, daß es nicht ratsam ist, seine Gefühle und Gedanken zu offenbaren, da sie statt Verständnis meist einen abwertenden

Kommentar ernten. Auch die beliebten und so üppig gegebenen «Ratschläge» gehören in diese Kategorie, denn sie wirken selten als Rat, sondern vielmehr als «Schlag». Durch den übertriebenen Ehrgeiz gewisser Eltern fühlen sich manche Kinder zudem dauernd auf dem Prüfstand. Ihre einzige Fluchtmöglichkeit vor dem quälenden Druck ist nur mehr der soziale Rückzug.

Manchmal entstehen Sozialphobien auch durch Traumen in Kindergarten oder Schule. Leider gab und gibt es Pädagogen mit sehr zweifelhafter Qualifikation, die die ihnen anbefohlenen Kinder so sehr dem Gefühl der Peinlichkeit aussetzen, daß bleibende seelische Wunden entstehen.

Schließlich gibt es, wie immer, auch «Lernen am Modell»: Unsichere, ängstliche oder fassadenhafte Bezugspersonen beeinflussen ungewollt ihre Kinder, die in der Folge selbst große Schwierigkeiten im Nahkontakt mit Menschen haben.

4.9.3 Agoraphobie

Neuerdings faßt man den Begriff *Agoraphobie* weiter als in der älteren Literatur: Traditionellerweise bezieht er sich auf Ängste, die den Betroffenen auf großen, offenen Plätzen befallen, heute rechnet man aber generell alle Tätigkeiten in der Öffentlichkeit dazu. So gehören auch die Ängste, Geschäfte zu betreten, sich in Menschenansammlungen zu mischen oder allein Züge, Busse oder Flugzeuge zu benützen, in diese Kategorie. Es geht dabei vor allem um das Verlassen des schützenden Hauses und die Annahme, sich danach nicht jederzeit sofort wieder dorthin flüchten zu können. Erschwerend kommt mitunter die Vorstellung dazu, in der Öffentlichkeit ohnmächtig werden zu können und dabei hilflos zu sein. Wir sehen genau, daß die Übergänge zur Sozialphobie schleichend sind.

Diesen Ängsten liegt häufig eine Erziehung zugrunde, die versuchte, dem Kind zu vermitteln, daß wirkliche Sicherheit nur zwischen den vertrauten heimischen Wänden besteht. Daß mehr Frauen als Männer von diesem Übel befallen sind, kommt vermutlich daher, daß Mädchen öfter vor «draußen» bewahrt werden sollen als Buben. Eine klammernde oder überängstliche Haltung der Eltern ist bei Nachforschungen der individuellen Entstehungsgeschichten in der Regel zu finden.

4.9.4 *Klaustrophobie*

Die *Klaustrophobie* ist praktisch das Gegenteil der Agoraphobie: Sie bezeichnet die Angst vor engen, geschlossenen Räumen. Wie schon im Kapitel zuvor, steht in den seltensten Fällen eine traumatische Erfahrung mit dem auslösenden Objekt (in diesem Fall dem geschlossenen Raum) am Beginn der Krankengeschichte. Einige Male erlebte ich allerdings, daß zum Beispiel bei Freiheitsverlust oder Verschüttetsein eine Klaustrophobie ihren Anfang nahm. Sehr viel häufiger ist diese Angst aber ein Symbol für eine beengende Lebenssituation, die aus diversen Gründen nicht gelöst werden kann. Selbst diesen Gedanken zu denken ist für den Betroffenen bereits tabuisiert.

So lebt, als Beispiel, eine Frau in einer schwer erträglichen Ehe. Der gemeinsame Haushalt mit dem penibel genauen Ehemann, den streitsüchtigen Schwiegereltern und dem pflegebedürftigen Kind geben ihr keinerlei Freiraum. Am liebsten würde sie davonlaufen, nur gesteht sie sich das selbst nicht ein. Als fromme Christin ist diese Frau der Meinung, daß sie ihre «Bürde tragen muß». Ihr Innenleben ist somit im Konflikt: Auf der einen Seite gibt es die Fluchttendenzen, auf der anderen Seite erlaubt das Gewissen keinen Ausbruch aus der quälenden Enge. Das Unterbewußtsein sucht sich nun einen Ausweg: Es will der Frau in verschlüsselter Form mitteilen, daß sie sich unbedingt das Problem «Enge» ansehen muß. Solange sie die Augen vor den wahren Hintergründen verschließt, sind die Ängste daher in Liftkabinen, Straßenbahnwaggons und kleinen Räumen wirksam.

Wenn die genannte Frau mit Entspannung lernt, wieder den Lift zu benützen, wird in der Regel ihre Persönlichkeit so weit gestärkt, daß sie sich auch der konfliktbeladenen Familienproblematik zuwenden kann.

4.9.5 *Flugangst*

Die Flugangst oder *Aviophobie* ist sehr weit verbreitet. Für einen Teil der Betroffenen ist es vermeidbar, das Flugzeug zu benutzen, doch für Geschäftsleute und Manager ist die Flugangst ein absoluter «Karriereblocker». Manche Reisende verlassen mitunter das Flugzeug panikartig im letzten Moment oder steigen gar nicht ein. In der Tat treibt die Phantasie der Aviophobiker üppige Blüten: Sie erwarten einen Absturz, sobald sie irgendein Geräusch hören. Sie befürchten, daß die Tragflächen abbrechen oder der Pilot gleich einen Fehler machen wird.

Einige behelfen sich, indem sie Beruhigungstabletten nehmen oder eine Menge Alkohol trinken. Das führt allerdings manchmal zu zunehmender Aggressivität gegenüber Mitreisenden oder dem Flugpersonal.

Die Flugangst kann aus unterschiedlichen Quellen gespeist werden. Sie entwickelt sich mitunter aus bereits vorher bestehenden Höhenängsten (zum Beispiel Schwindelgefühlen auf hohen Gebäuden), aus Klaustrophobien oder Agoraphobien. Manchmal ist eine negative Flugerfahrung wie eine unvorhergesehene Zwischenlandung aus «technischen Gründen» oder eine lange Wartezeit, bis Mängel behoben wurden, am Ausbruch der Flugangst beteiligt.

Häufig läßt sich aber eine Art «Beifahrersyndrom» feststellen. Die Notwendigkeit, sich einem anderen (in dem Fall dem Piloten) völlig anvertrauen zu müssen, führt zu bedrohlichen Gefühlen der Ohnmacht und des hilflosen Ausgeliefertseins. Und das wiederum führt zu den schon bekannten leibseelischen Angst- und Paniksymptomen.

Seit einigen Jahren bieten Fluggesellschaften Seminare an. Im Mittelpunkt ihrer Kurztherapien steht nicht die Absicht, die Teilnehmer gegenüber der Angst zu immunisieren, sondern die Angst als Signalsystem wieder unter Kontrolle zu bringen. Die Seminaristen bekommen eine Menge Informationen über Funktion und Tragfähigkeit des Flugzeuges, um irrationale Ängste bei ungewohnten Geräuschen oder in Turbulenzen hintanzuhalten. Dann lernen sie, daß bestimmte körperliche Veränderungen beim Starten, Landen und Kurvenfliegen normal sind. Danach wird ihnen die Progressive Muskelentspannung so weit beigebracht, daß sie auch in «Krisensituationen» Teile davon oder die Kurzfassung einsetzen können.

4.9.6 Phobien mit vielfältigen Auslösern

In den vorangegangenen Abschnitten haben wir uns einige spezielle Auslöser angesehen. Nun kann aber faktisch jede Situation des Lebens und jedes Objekt einen Angstanfall nach sich ziehen, sofern jemand in einer bestimmten Art «konditioniert» wurde. Die psychologische Lerntheorie besagt, daß jeder harmlose, neutrale Reiz, der wiederholt mit etwas sehr Unangenehmem gekoppelt war, in der Folge imstande ist, das Unbehagen auszulösen. Das bedeutet, daß zum Beispiel ein bestimmter Ort, an dem einem Böses widerfahren ist, danach selbst «bös» werden kann. Oder ein bestimmtes Wort, das eine strafende Bezugsperson in der Kindheit oft verwendete, löst später (auch in ganz anderem Zusammenhang) eine gewisse Erwartungsangst aus. Oder eine bestimmte Farbe wird durch mehrmaliges gemeinsames Erleben mit einer schwierigen Situation (wie zum Beispiel «weiß» mit «Krankenhaus») so belastet, daß diese Farbe allein schon die Angst vor Schmerzen oder unangenehmen Behandlungen hervorrufen kann. Auf diese Weise können Tiere, Gebäude, Geräusche, Handlungen und vieles mehr Ängste hervorrufen, die der übrigen Umgebung völlig unverständlich sind, handelt es sich doch um objektiv absolut ungefährliche Dinge oder Situationen.

Selbstverständlich können außer konditionierten Lernprozessen auch in diesem Bereich traumatische Erlebnisse oder innere Konflikte, die sich eine bestimmte Angst als Symbol suchten, zugrunde liegen. Sowohl Konditionierungen als auch Traumen oder Konflikte müssen aber nicht zwangsweise zu einer Phobie führen. Nicht jeder, der von einem Hund gebissen wurde, bekommt eine Hundephobie, und nicht jeder, der einige leidvolle Erfahrungen mit der «Medizin» gemacht hat, wird sich vor Injektionen angstvoll verkrampfen oder auf Grund seiner Ängste nicht in der Lage sein, die Ordination eines Zahnarztes zu betreten. Damit eine Phobie entstehen kann, gibt es zumeist eine gewisse «Angstbereitschaft» in der Familie, die unterbewußt als Modell diente, das heißt «ansteckend» war.

4.9.7 Körperphobien

Nun kommen wir zu einem sehr verbreiteten Bereich: den vielen Ängsten, die sich rund um den Körper ranken. Auch hier finden wir alle Stufen und Ausprägungen, von der isolierten Angst vor einer speziellen Krankheit bis zu einer umfassenden Hypochondrie. Das Kennzeichen von Körperphobien ist die beharrliche Beschäftigung mit der Möglichkeit, krank zu sein. Normale Körperfunktionen oder -empfindungen werden dabei von der betroffenen Person als außergewöhnlich und belastend interpretiert. Sie werden in der Folge aufmerksam und ängstlich beobachtet. Selbst Untersuchungen, die die Gesundheit beweisen, sind mitunter nur von kurzer Wirkung, dann tritt die Angst wieder ein.

All diese Körperängste haben entscheidende Wurzeln im Familienstil. So wurde in der Vergangenheit des Betroffenen körperlichen Vorgängen besonders viel Augenmerk geschenkt. Sei es nun im positiven Sinne, daß Essen, Trinken, Schlafen, Fitneß oder dergleichen vorrangige Werte waren, sei es im negativen Zusammenhang, daß über eigene und fremde Krankheiten besonders viel geredet wurde. So bekam der die meiste Zuwendung, der irgendeine körperliche Auffälligkeit vorzuweisen hatte. Dieses intensive Suchen nach körperlichen Defekten hinterläßt unweigerlich seine Spuren.

Wer als Kind erlebte, daß seine regelmäßige Verdauung den Eltern viel wichtiger war als seine Heiterkeit oder Wißbegier, der wird auch in seinem weiteren Leben den Körper in den Mittelpunkt seiner Aufmerksamkeit rücken.

Vor diesem Hintergrund fallen dann manche Erlebnisse auf besonders «fruchtbaren» Boden. So kann das Mitansehen der Erkrankung eines guten Freundes oder Verwandten, mitunter aber auch nur ein eindrucksvoller Zeitungsbericht die Hinwendung auf eine mögliche Funktionsstörung zur Folge haben. Besonders häufig tritt das bei miterlebten Herzinfarkten und Krebserkrankungen auf. Aber auch die Medienwelle über Aids löste eine Unzahl von Aidsphobien aus.

Als Beispiel sei die Herzphobie (oder Herzneurose) herausgegriffen:

Nehmen wir an, ein Mann kommt aus einer Familie, in der sich alles um den Körper drehte. Das einzige verbindende Gesprächsthema war bisweilen, wie jemand geschlafen, gegessen oder verdaut hatte. Nehmen wir weiter an, daß beim Vater irgendwann in der Jugend eine kleine Herzunregelmäßigkeit konstatiert wurde. Der Vater nahm das sehr ernst, horchte ständig in sich hinein und schonte sich in vielen Situationen. So lernte der junge Mann, daß um das Herz nicht zu «spaßen» und daß es ein sehr gefährdetes Organ sei. Nun trug sich zu, daß zwar nicht der Vater, aber sein bester Freund an einem Herzinfarkt verstarb. Wir können uns gemeinsam ausmalen, wie das unseren jungen Mann verunsicherte. Er begann fatalerweise auf seinen Herzschlag zu horchen. Dabei konstatierte er manche unregelmäßigen Schläge (sogenannte «Extrasystolen», die absolut normal sind), und wenn er sich vor Prüfungen oder Rendezvous aufregte, klopfte ihm das Herz bis zum Halse. Er meinte, daß das gewiß nicht gesund sein könne, da man doch das Herz in allen Lebenslagen schonen müsse. Eine klassische Herzneurose nahm ihren Lauf ...

Die Warteräume von praktischen Ärzten und Internisten sind sicher zu einem gewissen Teil von Besitzern aller möglichen Körperphobien gefüllt. Ihnen würde es sicher guttun, die Progressive Muskelentspannung in ihrem Repertoire zu haben. Denn sie lehrt, die vielen kleinen Zeichen eines vitalen Körpers wie Wärme und Kälte, Glucksen und Rauschen, Kribbeln und

Ziehen und dergleichen mehr, zu registrieren, anzunehmen, zu differenzieren und richtig in die Kategorien «normal» und «abnorm» einzuordnen.

4.10 Die systematische Desensibilisierung

Am Ende unseres Angstkapitels ist es angebracht, uns einer der wichtigsten Therapieformen gegen alle möglichen Ängste zuzuwenden. Joseph Wolpe begann 1958 ein Mittel zu suchen, wie man erlernte («konditionierte») Ängste wieder verlernen könne. Er fand in der Progressiven Muskelentspannung nach Jacobson den idealen Gegensatz zur ängstlichen Verspannung und entwickelte damit sein Konzept der systematischen Desensibilisierung.

Bei dieser Methode muß jeder Betroffene zunächst einmal eine sogenannte «Angsthierarchie» aufstellen. Darunter versteht man eine Liste aller persönlichen Angstauslöser, die von «leicht» bis «besonders schwierig» geordnet werden sollen.

So kann zum Beispiel jemand, der aus klaustrophobischen Gründen kein Geschäft betreten kann, als unterste und erste Stufe eine Situation angeben, wo er kurz in einen offenen Laden geht, den er jederzeit sofort wieder verlassen kann. Weitere Stationen wären geschlossene Geschäfte, zuerst kleine, dann größere Warenhäuser mit zunehmend längerem Weg zum Ausgang. Schließlich vielleicht der Besuch eines Supermarktes mit Wartezeit vor der Kasse bis zum unausbleiblichen Warten in einer langen Schlange, wenn am Samstagvormittag viele Kunden zum Zahlen anstehen.

Wir haben auf diese Art eine Rangliste aufsteigend schwieriger Aufgaben. Nun fängt man mit der leichtesten an und koppelt (verbindet) sie sorgfältig mit Entspannung vorher und nachher. Durch mehrmalige Wiederholung verliert diese Situation ihre Schrecken und wird langsam gewohnt und neutral. Danach kann man zur nächsten Stufe übergehen und sich solcherart bis zur «Spitze» hocharbeiten. Auf alle Fälle gilt es, eher zu langsam als zu schnell weiterzugehen, denn Überforderungen sollen vermieden werden. Sie als Leser sind nun aufgefordert, einen Versuch zu machen, denn es gibt niemanden, der nicht in einem Winkel seines Herzens eine kleine oder größere Angst hat. Stellen Sie sich eine Angsthierarchie auf, und dann – ans Werk!

5 Weitere vorwiegend psychische Probleme

Unsere Auflistung wäre nicht annähernd vollständig, wenn wir uns nicht zumindest ansatzweise zwei weiteren großen Problemkreisen zuwenden würden: der Depression und den Zwängen.

5.1. Im Banne der Depression

Einer Studie der Weltgesundheitsorganisation zufolge macht etwa ein Drittel der Menschheit im Laufe ihres Lebens eine Depression durch. Diese sehr weit verbreitete Krankheit zieht somit viele in ihren Bann. Nun gibt es, meiner Erfahrung nach, in der Bevölkerung aber auch eine reichliche Menge Unklarheiten darüber. So ist nicht jeder, der sich deprimiert oder niedergeschlagen fühlt, im klinischen Sinn depressiv, sondern er ist vielleicht erschöpft oder muß einen seelischen Schlag verkraften. Dagegen leidet mancher, der von sich sagt, daß er «ein bißchen deprimiert» sei, bei näherem Hinsehen an einer massiven Depression. Daher sollte eine Depression stets abgeklärt werden. Es gibt Formen, die dringend einer medikamentösen Behandlung bedürfen, andere, denen mit Psychotherapie zu Leibe gerückt werden kann.

Ich will mich hier auf die Depression beschränken, die eindeutig aus einer seelischen oder körperlichen Überforderung entstanden ist. Denn hier kann man mit Progressiver Muskelentspannung am meisten bewirken. Um eine Depression besser zu erkennen, seien hier die Hauptsymptome aufgelistet:

Dem Betroffenen fallen als erstes die psychischen Beschwerden auf. Er fühlt sich entschlußlos und niedergeschlagen. Das

Selbstwertgefühl sinkt. (Womit wir ein untrügliches Unterscheidungsmerkmal zur Trauer haben: Trauer beeinträchtigt nie das Selbstwertgefühl, Depression aber immer!) Ein Hang zum Grübeln macht sich breit. Schuldgefühle, Ängste oder ein Gefühl der inneren Leere kommen auf und machen jede Aktivität zum Problem. Gleichzeitig tritt entweder eine große innere Unruhe oder das Gegenteil, eine Verlangsamung und Schwere auf.

Schlafstörungen und Konzentrationsschwäche vermindern die tägliche Leistungsfähigkeit, die am Morgen oft am schlechtesten ist. Durch die geschwundene Freude am Leben sowie an den leiblichen Genüssen wie Essen, Trinken oder Sexualität, zieht sich der Kranke meist von zwischenmenschlichen Kontakten zurück.

Nun merken es auch die anderen. Häufig ziehen sie sich ihrerseits vom Depressiven zurück, um von seiner Niedergeschlagenheit nicht «angesteckt» zu werden. Das ist fatal, denn miteinander reden hilft erwiesenermaßen. Zusätzlich zu den psychischen Beschwerden können auch körperliche Probleme auftreten. So gibt es eine Reihe von Menschen, die wegen Gelenkschmerzen, Druckgefühl im Brustbereich, Kopf- oder Nakkenschmerzen sowie unklaren Magen- oder Darmerkrankungen zum Arzt kommen und dann sehr erstaunt sind, daß ihre Symptome mit einer sogenannten latenten Depression einhergehen, die sie ignoriert hatten.

Wie schon erwähnt, gibt es schwere Depressionsformen, die ohne gezielte medikamentöse Behandlung nicht auskommen. An erster Stelle steht dabei die endogene Depression, die in periodischen Abständen immer wieder kommt, obwohl es keinen greifbaren Auslöser (wie zum Beispiel ein Verlusterlebnis) gibt.

Bei allen Depressionen, die in der Folge von seelischen oder körperlichen Überforderungen entstanden, kann die Progressive Muskelentspannung jedoch wieder dazu verhelfen, Kräfte zu sammeln, und zudem einen neuen positiven Zugang zum Körper einleiten. Man kommt wieder langsam «zu sich». Zusätzlich hilft die Entspannung, sich von den «krankmachenden» Erlebnissen, die geradewegs in die Depression führten, langsam zu distanzieren. Mit ein paar Schritten innerer Entfernung sehen die Belastungen gleich ganz anders aus, und die Verluste, die man vielleicht erlitten hat, schmerzen nicht mehr so sehr.

5.2 Zwänge

So wie die vorher beschriebene Depression häufig Menschen betrifft, die aus Familien kommen, die zum Schwarzsehen neigen, gibt es auch für die Zwanghaften familiäre Muster.

Wenn Ordnung das oberste Prinzip und Individualität oder Kreativität nicht gefragt war, so ist es später sehr schwierig, sich aus den engen Grenzen zu befreien. War die schädigende Erziehung nicht so schwerwiegend, ist vielleicht der daraus Entwachsene ein Pedant und kann in manchen Berufen, in denen große Genauigkeit und Pünktlichkeit gefragt sind, gute Arbeit leisten. Sind die Beschwerden aber stärker, so werden sie sowohl für den Betroffenen als auch für seine Umwelt zur Qual. Es treten nun Zwangsgedanken oder Zwangshandlungen auf, von denen sich der Kranke schwer lösen kann und die ihn in seinem Tagesablauf empfindlich beeinträchtigen. Sie dienen in einem fast magischen Denken zur Vorbeugung gegen ein objektiv unwahrscheinliches Ereignis, das Unheil anrichten könnte. Wenn dem Impuls nicht nachgegeben wird, entsteht eine unerträgliche Spannung, weil befürchtet wird, daß dem Betroffenen oder den geliebten Menschen seiner Umgebung bei der Unterlassung etwas Schreckliches passieren könnte.

Zwangsgedanken sind Ideen oder Vorstellungen, die sich immer wieder aufdrängen und belastende, manchmal gewalttätige oder obszöne, jedenfalls aber sinnlose Inhalte haben. Der Zwangskranke weiß, daß diese Gedanken unnütz sind (andernfalls wären es sogenannte Wahnideen), trotzdem kann er sich nicht davon befreien. Auch die Zwangshandlungen sind Rituale, die stereotyp wiederholt werden. So muß beim Kontrollzwang immer wieder nachgesehen werden, ob die Türe abgeschlossen oder der Herd abgeschaltet ist. Beim Waschzwang wird so lange gewaschen, bis die Haut schmerzhaft rebelliert. Praktisch jede Handlung kann mit einem Zwangsritual belegt werden, daher gibt es auch viele unterschiedliche Sorten. Der Zwanggeplagte kommt trotz größter Anstrengung mit seiner Arbeit nicht voran, da zum Beispiel jedes Papier oder Wäschestück minutiös genau zusammengelegt werden und Kante auf Kante aufgeschichtet werden muß. Beim Putzen wird jeder Winkel (manchmal mit Wattestäbchen) mehrmals gereinigt und nachkontrolliert, damit sich nirgends ein Staubkorn niederlassen kann. Man vermag sich leicht vorzustellen, wieviel Spannung, Unzufriedenheit und Verzweiflung diese Störung für alle im Umfeld mit sich bringt.

Vor allem Kinder leiden unter den Zwängen einer ihrer Bezugspersonen enorm, da sie größte Auswirkungen in ihrem Alltag spüren. Es ist daher äußerst wichtig, eine Zwangsstörung nicht so lange anstehen zu lassen, bis sie sich immer mehr ausbreitet, sondern sie möglichst in den Anfängen zu bekämpfen. (Das ist allerdings manchmal schwierig, da Menschen, die aus zwanghaften Familien kommen, ihren eigenen Zwängen gegenüber relativ «betriebsblind» sind. Sie sind so daran gewöhnt, daß sie häufig erst durch andere Personen darauf aufmerksam gemacht werden.)

Die Verhaltenstherapie hat sich einiges zur Behandlung von Zwängen einfallen lassen. Im Gegensatz zu anderen Neurosen reicht es meistens nicht, wenn man den dahinterliegenden Konflikt auflöst, denn der Zwang hat bereits eine hartnäckige Spur im Verhalten gelegt, die gesondert behandelt werden muß. Eine der wichtigsten Maßnahmen ist ein bewußter Stopp, wenn das Bedürfnis nach dem Zwang sich wieder ankündigt. Dieser Stopp sollte auf beiden Ebenen, geistig und körperlich, gesetzt werden. Das bedeutet, daß man sich innerlich «stopp!» sagt, es auch bewußt meint und zusätzlich einen körperlichen Reiz setzt (wie zum Beispiel sich mit der einen Hand in die andere zwicken). Nach dieser ganzheitlichen Unterbrechung muß nun irgend etwas Angenehmes folgen, das man sich schon vorbeugend vorher überlegt hat. Man kann nicht «nichts» denken. Hat man sich für den Ernstfall nicht schon eine gedankliche Ausweichmöglichkeit zurechtgelegt, kann sich der Zwang in diesem Vakuum fortsetzen.

Hier ist nun eine besonders gute Einsatzmöglichkeit für die Kurzfassung der Progressiven Muskelentspannung. Sie wirkt zweifach:

- Zum einen bietet sie eine hervorragende Alternative nach dem bewußten Stopp, weil sie doch sowohl den Körper als auch den Geist erfaßt und beschäftigt. Da man nicht gleichzeitig entspannen und dem Zwang nachgeben kann, wird das Ritual wirkungsvoll unterbrochen.
- Zum anderen fängt die Entspannung die mit dem Stopp verbundenen unangenehmen Gefühle auf.

Wie vorher erwähnt, haben die Zwänge zwar keinen für die Umwelt ersichtlichen Sinn, für den Betroffenen dienen sie aber häufig zum Bannen irgendeines Unheiles. («Ich darf keinen schmutzigen Geldschein angreifen, sonst bekommt mein Kind eine schwere Krankheit», «Wenn ich die Bleistifte auf meinem Schreibtisch nicht ganz parallel hinlege, bin ich ein unordentlicher Mensch, den alle ablehnen», «Wenn ich nicht ständig grüble, mir alles Böse vorstelle und mich so darauf vorbereite, kann uns ein Schaden unvorhergesehen treffen».)

Es ist verständlich, daß das Aufgeben dieser Strategie zumindest anfangs auch große Ängste erzeugt. Ist es denn wirklich sicher, daß sie nicht vielleicht doch sinnvoll war? Erst nach mehrmaligem «gewagtem» Ausprobieren kommt die Erfahrung, daß das Loslassen des Rituals eine wahre Erleichterung ist. Bis dahin gibt es aber eine Durststrecke, die von reichlicher Spannung gekennzeichnet ist. Was liegt da näher, als die Progressive Muskelentspannung einzusetzen! Die Entspannung löst Schritt für Schritt die begleitenden Ängste auf.

Entsprechende innere Sätze, die genau auf den jeweiligen Zwang passend formuliert sind, helfen mit. Der Erfolg stellt sich erwiesenermaßen ein.

6 Vorwiegend körperliche Probleme

Das Üben des «Haltens und Loslassens» hat eine starke Wirkung auf das vegetative Nervensystem. Dieses Nervensystem, das alle Organe versorgt, setzt sich aus zwei Teilen zusammen: dem Parasympathikus und dem Sympathikus. Diese beiden sind Gegenspieler und Ergänzung gleichzeitig. Der Parasympathikus verlangsamt zum Beispiel den Rhythmus von Atmung und Herzschlag. Er bringt die Drüsen- und Darmtätigkeit in Gang. Der Sympathikus wiederum beschleunigt Herzschlag und Atem. Darmtätigkeit und Entleerung werden gehemmt, und die Drüsen arbeiten vermindert.

Bei vielen psychosomatischen und nervösen Störungen arbeiten diese beiden Hauptteile des vegetativen Nervensystems nicht im Gleichgewicht: Der Sympathikus drängt den Parasympathikus in den Hintergrund und bringt den Körper so aus seinem harmonischen Rhythmus.

Sehen wir uns nun einige Störungen und Probleme an, bei denen die körperliche Komponente im Vordergrund steht und bei denen wir mit Hilfe der Progressiven Muskelentspannung die «aus den Fugen geratene» Ordnung des Organismus positiv beeinflussen können.

6.1 Schmerzen im Bewegungsapparat

Beschwerden des Bewegungsapparates führen zu den meisten Absenzen am Arbeitsplatz in unserem Lande. Ab einem gewissen Alter gibt es kaum jemanden, der nicht zumindest zeitweise Schmerzen in jenen Körperteilen hat, die für die Bewegung verantwortlich sind: Knochen, Gelenke, Wirbelsäule, Sehnen und Muskeln.

Die innere und äußere Haltung eines Menschen haben erwiesenermaßen sehr viel miteinander zu tun. Schon die Sprache zeigt viele Parallelen auf. So gibt es aufrichtige (also aufgerichtete), geradlinige Menschen, andere sind «hartnäckig», und wieder anderen fehlt nicht nur Haltung, sondern auch Halt. All diese Besonderheiten der Persönlichkeit haben sich im Verlauf vieler Jahre im Körper festgesetzt. Sobald sie verfestigt sind, ist es nur ein kleiner Schritt zum Schmerz. Viele greifen in dieser Situation zu Medikamenten und überlegen nicht, welche psychische Konstellation sie körperlich krank gemacht hat und vielleicht geändert werden sollte.

Zahlreiche Untersuchungen und die Erfahrung haben gezeigt, daß gerade die beiden Stellen der Wirbelsäule, an denen wichtige Querverbindungen aufgehängt sind (nämlich Kreuz und Nacken), für Streß besonders anfällig sind. Ansprüche von innen und außen, Pflichten, Schuldgefühle und Überverantwortlichkeit üben einen großen Druck auf die körperlichen «Haltevorrichtungen» (wie man Hüften und Schultern bezeichnen könnte) aus. Die entsprechenden Wirbel reagieren darauf mit ihrem Alarmsystem: dem Schmerz.

Natürlich gibt es über die psychischen Einflüsse hinaus auch Schwachstellen, wie Rückgratverkrümmungen oder ungleich lange Beine, die unweigerlich zu schmerzen beginnen, wenn die Muskulatur nicht mehr imstande ist, die Defekte auszugleichen.

Eine verbreitete Quelle für Probleme im Bewegungsapparat sind entzündliche Prozesse: das Rheuma. Wenn Rheuma auch ein Sammelbegriff für eine Gruppe von Krankheiten mit unterschiedlichen Auslösern ist, so gibt es bei allen Arten ein Kernproblem, nämlich den meist in Schüben auftretenden Schmerz.

Gleichgültig, welche Ursache auch immer zu den Leiden führte – wir können sie mit Entspannung zwar nicht immer ganz wegzaubern, aber zumindest erfolgreich lindern. Gerade die sanfte, maßvolle Bewegung in der Progressiven Muskelentspannung löst durch das «Halten und Loslassen» optimal die Blokkaden. Daher auch der Name unseres Verfahrens – die Progressive Muskelentspannung löst langsam fortschreitend, also progressiv, eine muskuläre Verspannung nach der anderen. So wird die Durchblutung in den Krisenregionen wieder angekurbelt. Der Körper schickt heilende Wärme genau dorthin, wo man es am nötigsten braucht.

6.2 Migräne und Spannungskopfschmerz

Migräne kann den Eindruck vermitteln, daß der Kopf im nächsten Augenblick von einem Beil gespalten wird oder platzt. Die sich bis zum Unerträglichen steigernden Schmerzen sind rund zwanzig Prozent unserer mitteleuropäischen Bevölkerung bekannt. Sie sind also ein relativ weit verbreitetes Übel.

Da zwei Drittel der Leidenden Frauen sind, war man früher geneigt, die Migräne ins Lager der typisch weiblichen Krankheiten zu reihen. Frauen haben in der Tat durch die wechselnden hormonellen Einflüsse mehr Migräneauslöser als Männer, trotzdem können diese schmerzhaften Gefäßkrämpfe genauso Männer und sogar Kinder betreffen.

Ein Hauptproblem der Migräniker besteht darin, daß die Krankheit so schwer faßbar ist. Es gibt eine Vielzahl von Faktoren, die sowohl einzeln als auch in Gruppen oder bestimmten Konstellationen die Migräne auslösen. So kann bei dem einen ein Glas Wein bereits die Schmerzlawine auslösen, beim anderen führen erst eine zusätzliche Portion Streß und bestimmte Luftdruckverhältnisse zum unerwünschten «Erfolg». Sprach man früher von einer «Migränepersönlichkeit», nämlich besonders leistungsorientierten, ordnungsliebenden Menschen, weiß man heute, daß die Materie viel komplizierter ist. Vermutlich gibt es auch eine erbbedingte Krampfbereitschaft neben den schon erwähnten hormonellen Einflüssen und einer Unmenge von Stoffen in der Nahrung und Umwelt, auf die der Körper allergisch mit Migräne reagiert. Selbst Medikamente, paradoxerweise auch Schmerztabletten, lösen mitunter die gefürchteten Attakken aus.

All diese Faktoren lassen sich mit Entspannung leider nicht wirkungsvoll ausschalten. Es ist aber erwiesen, daß Streß eine sehr häufige «Zugabe» für den Migräneausbruch ist. Und hier läßt sich mit der Progressiven Muskelentspannung ansetzen: Jeder, der weiß, daß ein Übermaß an Streß leicht in die Schmerzattacke kippen kann, muß doppelt darauf achten, Streß abzubauen oder zu vermeiden. So empfiehlt es sich für den Migräniker nicht nur, die Schachtel mit den entsprechenden Medikamenten, die den Verlauf unterbrechen können, stets bei sich, sondern auch das Repertoire an Kurzentspannung präsent zu haben.

Bei der Migräne ist es vor allem wichtig, den richtigen, frühen Zeitpunkt zu erwischen, um die Anfänge der Krankheit rechtzeitig zu «coupieren», zu unterbrechen. Daher ist es ratsam, mit unserem durch die Progressive Muskelentspannung kultivierten Frühwarnsystem den Schwindel und die beginnende Übelkeit, die Sehstörungen und die ersten ziehenden Schmerzen wahrzunehmen und aufzulösen. Ist es dazu zu spät, breitet sich die Attacke voll aus.

Bei «Gefahr» schicken Sie daher schon frühzeitig eine strömende Wärme in den Nacken. Gerade diese Region ist sehr oft an der Spannung beteiligt, und sie zu lösen wird vielfach als sehr angenehm empfunden. Wer möchte, kann sich dabei das Gefühl einer warmen Handbrause im Nacken und ein kühlendes Tuch auf der Stirn vorstellen. So entwickelt sich langsam die optimale Bedingung, um das Gefäßsystem des Kopfes zu entspannen.

Der Spannungskopfschmerz ist, im Gegensatz zur komplizierten Migräne, leichter faßbar. Wie der Name sagt, resultiert er eindeutig aus einer Verspannung, und die können wir mit unserer Methode gut lösen. Viele meiner Klienten berichteten, daß sich nach der oben beschriebenen Nackenübung der Schmerz auflöste. Die Gesichtsübungen oder auch die Entspannung der Schultern wirkten bisweilen wahre Wunder. Am besten ist es, Sie probieren einfach aus, welche dieser Übungen Ihnen die größte Erleichterung bringt.

Neben den beiden angeführten Kopfschmerzarten gibt es eine Vielzahl anderer, die ich hier nur kurz streifen möchte. Sie können sehr viele Ursachen haben und müssen unbedingt medizinisch abgeklärt werden. So können sie Zeichen von Augenerkrankungen oder Sehfehlern sein, sie können bei Gehirnerschütterung, Blutdruckproblemen oder bei Vergiftungen auftreten. Nebenhöhlenentzündungen, Veränderungen der Halswirbelsäule, allergische Faktoren, Entzugserscheinungen und nahezu alle Krankheiten und Infekte können dazu führen. Besonders quälend sind auch alle Arten von Trigeminusneuralgie: heftige, einseitige, sich in Abständen wiederholende Schmerzanfälle des Nervs, der jeweils einen Ast in der Augen-, Oberkiefer- und Unterkieferregion hat.

In allen diesen Fällen muß zwar die Wurzel des Übels speziell medizinisch behandelt werden, aber die Schmerzen kann man ganz gezielt mit der Progressiven Muskelentspannung vermindern. Gehen Sie dabei Ihr krankes Gebiet Zentimeter um Zentimeter durch, und schicken Sie heilende Zuwendung hin. Versetzen Sie sich zuerst durch zumindest einige Übungen in den Zustand größtmöglicher Entspannung (so weit es eben bei Schmerzen möglich ist), und streichen Sie dann in Gedanken über die schmerzende Region. Sehr hilfreich sind dazu «maßgeschneiderte» innere Sätze wie zum Beispiel:
- «Kopfhaut entspannt und schmerzfrei»
- «Nacken entspannt und strömend warm»
- «Stirn entspannt und angenehm kühl» etc.

6.3 Zahnheilkunde

Kaum jemand geht gerne zum Zahnarzt. Die Erfahrung hat uns gelehrt, daß die Behandlung selten schmerzfrei abläuft. So haben etwa 15 Prozent der erwachsenen Deutschen überdurchschnittlich starke Zahnbehandlungsängste und weitere 75 Prozent zumindest leichte bis mittlere Angst. Diese dramatischen Zahlen rufen direkt nach dem Angstlöser Progressive Muskelentspannung.

Aber wir werden uns nicht nur der direkten Hilfe auf dem Behandlungssessel zuwenden, sondern auch den allfälligen vorangegangenen Mißempfindungen beziehungsweise der Quelle vieler Zahnprobleme: den Verspannungen im Kieferbereich.

Wie bereits im Kapitel über die Entspannung der Kiefermuskulatur beleuchtet, wird in dieser Region sehr viel verhaltene Wut gespeichert. Wer häufig die «Zähne zusammenbeißen» muß, der wird die Spannung nicht so leicht los. Sie wirkt auch in den Träumen der Nacht und läßt die Zähne manchmal so heftig aufeinander reiben, daß ein Beobachter sie knirschen hört. Der Betroffene spürt mitunter morgens die nächtliche «Kieferarbeit», denn die Gelenke (oder auch die Ohren) schmerzen. Spätestens der Zahnarzt entlarvt den Zähneknirscher, denn die Bißspuren oder auch Lockerungen der Zähne im Zahnbett sprechen eine deutliche Sprache.

Da hilft nur eins: tagsüber entspannen, entspannen, entspannen ... Es muß natürlich keineswegs immer das ganze Programm «abgespult» werden, aber sowohl die Kiefer- als auch die Zungenübungen sind sehr einfach und diskret durchzuführen. In Langzeitstudien wurde nachgewiesen, daß das (oft selbst erarbeitete) Ende einer körperlichen oder psychischen Krise nahezu automatisch eine Verringerung oder Auflösung der entzündlichen Zahnfleischprobleme mit sich bringt.

Neben diesen Beschwerden führen Schmerzen durch Karies oder Eiterungen zum Zahnarzt. Hier gilt es zwischenzeitlich zu lindern, bis die Ursache behoben wird. Alles, was über Kopfschmerzen gesagt wurde, kann auch hier helfen. Zusätzlich können Sie sich milde (vielleicht durch angenehme Musik) ablenken. Sowohl die Entspannung mit ihrer Zentrierung auf die Empfindungen der verschiedenen Muskelgruppen als auch die Musik wirken einer Wahrnehmungseinengung auf ausschließlich das Schmerzerleben entgegen. Die Konzentration wird somit umgelenkt.

Im Wartezimmer des Zahnarztes bekommt man zumeist eine eindrucksvolle Demonstration der inneren Mechanismen: Der Zahnschmerz verschwindet wie durch Zauberei. Die Adrenalinausschüttung durch die Angst vor der Zahnbehandlung selbst «verdrängt» die primären Schmerzen.

Wie kann man sich auf dem Behandlungsstuhl helfen? Vermeiden Sie jede Verkrampfung in Armen und Beinen, legen Sie sie sanft auf die Unterlage. Eine Verspannung des Gesichtes ist mit all den eingeführten Geräten nicht ganz zu vermeiden. Um so mehr sollte man auf die übrigen Körperteile achten. Geben Sie sich in erster Linie einen guten, regelmäßigen, tiefen Atem. Er verhindert ganz natürlich eine ängstliche Verspannung. Flaches oder zu schnelles Atmen könnte Sie zusätzlich erschöpft oder schwindlig machen. Beginnen Sie daher mit den wohltrainierten zehn Atemzügen, und wiederholen Sie sie allenfalls, so oft Sie es brauchen.

Auch für Kinder eignet sich diese sehr einfache Methode vorzüglich. Zusätzlich (bei sehr kleinen Kindern auch statt dessen) sind Kopfhörer mit beruhigenden Texten oder Musik sehr hilfreich. Kinder lassen sich durch Lieblingsmärchen gut ablenken. Auch Erwachsene fühlen sich mit Entspannungstexten oder angenehmer Musik geschützt. Vor allem jene, deren Ängste durch Geräusche wie Bohren, Schleifen und dergleichen «angeheizt» werden, sind mit einer mitgebrachten Tonbandkassette gut gerüstet. Ihr Zahnarzt hat sicher nichts dagegen, ist es doch durch Erhebungen erwiesen, daß sich das ganze Behandlungsteam durch übermäßige Angst der Patienten sehr belastet fühlt. Angst überträgt sich bis zu einem gewissen Teil und läßt (oft unbemerkt) bei den Behandlern unangenehme psychische und körperliche Reaktionen aufkommen.

6.4 Kreislaufprobleme

Die meisten Menschen stufen ihren Kreislauf als problematisch ein, wenn sie sich mühsam durch den Alltag schleppen. Sie haben einen spürbar niedrigen Blutdruck. Dieser ist in der Tat sehr unangenehm, denn wer fühlt sich schon gerne bleischwer. Und trotzdem heißt es, daß ein niedriger Blutdruck fast «ein Geschenk Gottes» sei, denn er bewahrt einen mit Sicherheit vor einem Herzinfarkt.

Der hohe Blutdruck aber ist häufig unerkannt und daher reichlich heimtückisch: Das Herz muß ständig gegen einen erhöhten Widerstand anpumpen, um alle Gefäße des Körpers mit Blut und Sauerstoff ausreichend zu versorgen. Diese Überbeanspruchung kann auf Dauer böse Folgen haben: Herzmuskelschwäche, Herzversagen, Arterienverkalkung, Schlaganfall, Herzinfarkt oder auch Nierenversagen. Der kritische Wert, ab dem man von Bluthochdruck spricht, ist ein systolischer (oberer) Wert von 160 mm Hg bei einem diastolischen (unteren) Wert von 95 mm Hg. Ab dieser Grenze sollte man zumindest seinen Lebensstil kritisch überdenken. Denn abgesehen von den 10 Prozent der Betroffenen, bei denen eine körperliche Ursache (wie etwa eine Nierenkrankheit) die Schuld am hohen Blutdruck hat, oder jenen, die erbbedingt dazu neigen, sind durchaus die Lebensumstände daran beteiligt. Rauchen, übermäßiger Alkoholgenuß, Übergewicht, Bewegungsmangel, salzreiche Ernährung und Dauerstreß sind die bekanntesten Risikofaktoren dafür.

Wie schon gewohnt, setzen wir beim Streß mit unserer Entspannungsmethode an. Sie dämpft die Aktivität des Sympathikus, jenes Teils des vegetativen Nervensystems, der auf höchste Aufmerksamkeit «schaltet». Somit wird der Blutdruck wieder herabgesetzt. Schon 1940 berichtete Edmund Jacobson in einer Studie mit 100 Bluthochdruckpatienten von der hohen Wirksamkeit der Progressiven Muskelentspannung. Aber auch etliche Forschungen in den Jahren danach wiesen bei hohem Blutdruck (der sogenannten Hypertonie) diese Entspannungsform als die effektivste von allen aus. Es muß jedoch darauf hingewiesen werden, daß man gerade für eine erfolgreiche Kreislaufregulierung meistens Geduld und etwas Konsequenz braucht. Aber nach einigen Übungsmonaten sollte sich eine anhaltende Besserung einstellen.

Wer einen sehr ungleichmäßigen, wechselnden Blutdruck hat, kann sich durchaus auch über eine merkliche Verbesserung freuen, da die Entspannung generell auf einen ausgeglichenen Zustand abzielt. So soll in Zukunft verhindert werden, daß der Blutdruck bei Aufregung in die Höhe schnellt, um bei der nachfolgenden Erschöpfung abzusacken.

Menschen mit niedrigem Blutdruck brauchen sich vor der Entspannung aber keineswegs zu fürchten. Für sie ist es von Vorteil, wenn sie die Muskelspannübungen bewußt kräftig ausführen. Sie machen damit ein richtiges Gefäßtraining. Das «Zurücknehmen» ist für diese sogenannten Hypotoniker besonders wichtig. Wem unsere übliche Form zu wenig ist, der möge nicht zögern, die Übung bei der Zahl 3 auszubauen. Ballen Sie nicht nur dreimal die Fäuste mit anschließendem kraftvollem Anziehen, sondern machen Sie es einfach öfter. Die Erfahrung wird Ihnen sagen, wie viele Male für Sie gut ist.

Wie schon bei der Zurücknahme (Seite 66 ff.) erklärt, habe ich speziell für alle Menschen mit niedrigem Blutdruck die übliche Methode erweitert. Das kräftige «Pumpen» des Kreislaufs unterscheidet meine Art der Zurücknahme von der anderer Vermittler der Progressiven Muskelentspannung. Ich habe damit selbst und mit meinen Klienten sehr gute Erfahrungen gemacht. Gerade das sanfte Beginnen des Zurücknehmens, die «aufwekkende» Mitte und das behutsame Ende kommen allen Kreislaufpatienten sicher entgegen.

6.5 Darmbeschwerden

Der Darm ist ein sehr sensibler Körperteil. Dieses Organ (mit seiner Gesamtoberfläche von 150 Quadratmetern) steht in engem Kontakt mit unserer Gefühlswelt. Viele Menschen kennen ein «flaues» Gefühl im Bauch oder Unruhe bis hin zu Bauchschmerzen, wenn es um Entscheidungen, Prüfungen und dergleichen geht.

Der Darm hat es nicht leicht, denn einerseits muß er eine gewaltige tägliche Arbeit ausführen, um die Nahrung in Energie umzuwandeln, andererseits ist er ein Schutzfilter für Schadstoffe, Pilze, Gift, Viren und Bakterien. Daraus ergibt sich, daß unvernünftige Nahrung wie auch alle Arten von Keimen den Darm schädigen. Ärger, Streß und wenig Schlaf setzen ihm ebenfalls zu. Die Folge sind entweder Verstopfung oder Durchfall, Blähungen, Übelkeit, Aufstoßen (um nur einige körperliche Symptome zu nennen), aber auch seelische Verstimmungen bis hin zu Depressionen. Der Darm ist daher überaus ernst zu nehmen. Die Vielzahl an Nahrungs- und Umweltgiften können wir mit Entspannung nicht verhindern, aber der Streß läßt sich damit durchaus vermindern oder auflösen.

Darüber hinaus empfiehlt sich für Menschen, die unter Verstopfung leiden, vor allem das «Loslassen» in der Progressiven Muskelentspannung zu üben. Jene aber, die die Nährstoffe fast ungenutzt durchgehen lassen, also chronischen Durchfall haben, sollten den Aspekt des «Haltens» eher betonen.

6.6 Der Reizmagen und die Reizblase

Wie wir wissen, reagiert nicht jeder auf schädlichen Streß gleich. Manchen schlagen die Spannungen auf den Magen oder auf die Blase. Dann treten lästige bis schmerzhafte Symptome auf, die sich aber auf einer Röntgenaufnahme nicht eindeutig erkennen lassen. Wenn eindeutig abgeklärt ist, daß keine schwerwiegende organische Krankheit schuld an den Schmerzen ist, sollte man an andere Auslöser denken. Meist lassen sich Schwierigkeiten im persönlichen oder beruflichen Bereich orten, die das vegetative Nervensystem aus dem Gleichgewicht geraten lassen. Das kann dann beim Reizmagen zu den bekannten Kennzeichen der Gastritis: Schmerzen, Übelkeit oder Sodbrennen führen.

Eine Reizblase reagiert mit dem ständigen Gefühl des Harndrangs. Bevor man zu Beruhigungsmitteln greift, wäre es sinnvoll, an ein Entspannungstraining zu denken. Auf längere Zeit haben allerdings nur jene eine Chance auf Heilung, die neben dem konsequenten Entspannen auch ihre Streßauslöser überdenken und gegebenenfalls verändern. Ist es nicht möglich, die Quelle des Ärgers (zum Beispiel den überfordernden, unfreundlichen Chef) zu beseitigen, so kann man nicht umhin, zumindest die Beziehung zu ihm zu verändern. Nötigenfalls bleibt nur eine innere Distanzierung, eine Form der gewollten Gleichgültigkeit. Man läßt sich dadurch nicht mehr so leicht verletzen oder unter Druck setzen. Der Magen oder die Blase werden es danken.

6.7 Atemnot

Mit dem Atem kann man seine «liebe Not» haben. Beginnen wir mit der gravierendsten Form: dem Asthma.

Rund 5 Prozent der Österreicher leiden an *Asthma,* und es werden von Jahr zu Jahr mehr. Das liegt zum Teil an der immer größer werdenden Anzahl von Reizstoffen in der Umwelt. Sie allerdings erzeugen nicht die Grunderkrankung Asthma, erhöhen aber die Bereitschaft zu einem akuten Anfall. Die primäre Ursache der Krankheit ist noch immer weitgehend unbekannt, eine erbbedingte Anlage ist zumindest beteiligt.

Die typischen Beschwerden kommen dadurch zustande, daß sich die Bronchien extrem rasch verengen. Dieses krampfartige Zusammenziehen erschwert derart die Ausatmung, daß zur Panik nur ein kleiner Schritt ist. Und hier können wir mit der

Entspannung ansetzen: Neben einer prompten Verabreichung wirkungsvoller, bronchienerweiternder Medikamente muß der Kranke vor allem lernen, sich zu beruhigen. Trotz der aufkommenden Erstickungsangst soll er sich um einen guten, gleichmäßigen und ruhigen Ausatem bemühen.

Weniger drastisch als ein Asthmaanfall sind die anderen Formen von Atemnot. Gerade Menschen, die immer wieder zu Erschöpfung neigen, merken manchmal (zum Beispiel während eines Entspannungskurses), daß sie aus Gewohnheit sehr flach atmen und bei Angst ihre Atmung wie bei einem Totstellreflex noch weiter reduzieren. Es läßt sich gut vorstellen, wie leicht man dadurch in einen Sauerstoffmangel gerät. In diesem Fall ist es hilfreich, ein besonderes Augenmerk auf die Atemübungen zu haben und sie so oft zu trainieren, bis man schon im Frühstadium merkt, wenn man wieder die Luft anhält. So sensibilisiert man sich für die speziellen Auslöser und löst rechtzeitig die Verspannung.

Ein anderes Atemproblem ist die *Hyperventilation*. Von ihr spricht man, wenn die Atemgeschwindigkeit die normalen Bedürfnisse des Stoffwechsels übersteigt. Atmet ein Sportler bei Anstrengung heftig, braucht sein Körper die erhöhte Sauerstoffzufuhr. Beginnt jedoch jemand bei einem nicht besonders beanspruchten Körper, aber unter dem Einfluß von Angst zu «hecheln», treten eine Folge körperlicher Symptome auf, die erneut Angst erzeugen können: zuerst Benommenheit, Schwindel und Kribbeln im Gesicht oder in den Gliedmaßen, später Herzrasen, Schwitzen und ein Engegefühl in der Brust. Das alles fühlt sich außerordentlich dramatisch an. Nicht selten wird in diesen Fällen die Rettung bemüht, mit Blaulicht ins Krankenhaus gefahren, wo schließlich festgestellt wird, daß nichts Besorgniserregendes zu finden ist. Am Anfang stand schlicht und einfach die Hyperventilation, die man mit einem gezielten Atem- und Entspannungstraining sehr leicht hätte vermeiden können.

So gilt die gute, alte Regel: Wer sich ärgert, ängstigt oder erschreckt, soll ein paarmal kräftig durchatmen – dann geht alles wieder leichter!

Schließlich noch einige Worte zur zentralen Bedeutung des Atems in religiösen Meditationspraktiken auf der ganzen Welt: Die wache Begleitung der Atemtätigkeit dient oft als hervorragende Möglichkeit, sich von Gedanken und inneren Bildern zu befreien. Die Zen-Mönche nennen diese kreisenden Gedanken «die uns umschwirrende Affenhorde»; sie wissen, daß sie manchmal sehr lästig die Konzentration stören.

Wir haben zwar in der Progressiven Muskelentspannung keineswegs die hohen Ansprüche des absoluten Leerwerdens von störenden Quergedanken (dafür bedarf es jahrzehntelangen Übens), aber es ist in der Tat sehr angenehm, stets eine Möglichkeit zur Hand zu haben, mit der man sich wieder zu sich zurückführen kann. Wie wir bereits im Kapitel über die «magischen» 10 Atemzüge sahen, bietet sich der Atem dafür an. Er ist auch unschwer einzusetzen, wenn es darum geht, eine Angst, einen Zwangsgedanken oder ein unliebsames Verhalten zu unterbrechen.

Im Abschnitt über die systematische Desensibilisierung sahen wir, daß es nötig ist, an die Stelle der quälenden «ausgetricksten» Gedanken andere zu setzen. Der Atem ist dabei eine praktische Alternative – kann man doch prompt, ohne viel nachzudenken, auf ihn zurückgreifen.

6.8 Entspannung in der Gynäkologie

Gynäkologische Beschwerden sind wie kaum ein anderes Gebiet mit den Erfahrungen gegenwärtiger und vergangener Beziehungen verwoben. Es ist daher besonders schwierig, sie isoliert zu behandeln. Vor allem sexuelle Übergriffe in der Kinderzeit vergißt das «Leibgedächtnis» nie mehr. Man kann allerdings in jahrelanger psychotherapeutischer Bemühung die Erlebnisse so weit verarbeiten, daß man – unter anderem mit Entspannung – gegensteuern kann. Sie allein ist aber bei solch schweren Traumen zu wenig wirksam.

Auch andere Formen psychischer oder körperlicher Gewalt (in der Familie oder der unmittelbaren Umwelt) hinterlassen böse Folgen. Sie verhindern die Bildung von Vertrauen, der Körper muß stets in Alarmbereitschaft bleiben. Auch übermäßiges «Töpfchen-Training» läßt häufig den Unterleib verspannen und verhärten. Diese erhöhte Krampfbereitschaft führt zu einer Palette gynäkologischer Beschwerden und Schmerzen. Hier kann man sehr gut (langfristig) mit Entspannung ansetzen. Besonders eignen sich die Bauch- sowie die Oberschenkel-Gesäß-Übung. Sie trainieren ein leichteres Loslassen der Spannung und leiten heilende Wärme in die Krisenregion. Wer allerdings unter starken Blutungen leidet, erlebt es als unangenehm, die Blutzirkulation im Unterbauch noch zu verstärken. In diesem Fall empfiehlt es sich, begleitend einen inneren Satz wie «Unterbauch entspannt und angenehm kühl» einzuflechten.

Gute Erfahrungen mit der Progressiven Muskelentspannung wurden auch bei brustkrebsoperierten Frauen gemacht. Sie halfen vor allem, die Ängste bei der Chemotherapie in den Griff zu bekommen.

Ein besonderes Einsatzgebiet ist die Geburtshilfe. In keinem Vorbereitungskurs sollte Entspannung fehlen. Bereits in den dreißiger Jahren erkannte der englische Geburtshelfer Dick-Read, wie die Angst vor Geburtskomplikationen, vor Fehl- oder Mißbildungen des Kindes, vor den Wehen und etwaigen medizinischen Eingriffen den Geburtsverlauf behindert und Schmerzen verstärkt. Die auftretende Angst führt zu körperlichen Abwehrspannungen und erschwert damit den natürlichen Ablauf. Abgesehen von Dick-Reads männlich-irriger Annahme, daß eine gesunde Geburt völlig schmerzfrei sei, haben auch nachfolgende Forschungen bestätigt, daß Angst den Tonus der Gebärmuttermuskulatur erhöht und die gesteigerte Kontraktionsbereitschaft des Muttermundes die Geburt hemmt. Seither ist Entspannung das Mittel der Wahl.

Sie soll nicht nur den Angst-Spannung-Schmerz-Kreis unterbrechen, sondern auch den schnellen Wechsel von Entspannung und Aktivierung trainieren. So kann die werdende Mutter bei den Wehen (vor allem in der Austreibungsphase) voll mitarbeiten und sich dann dazwischen erholen. Auch das Einüben einer differentiellen Entspannung hat sich sehr bewährt. In ihrem Sinn wird während der Geburt mit den nötigen Muskeln kräftig «gearbeitet», aber die übrige Muskulatur bleibt, um Energie zu sparen, möglichst entspannt.

In der Geburtssituation wie auch bei allen anderen schmerzhaften gynäkologischen Beschwerden (Regelkrämpfen etc.) ist das Achten auf eine gute, regelmäßige, kräftige Atmung ein wichtiges Gebot. Die «10 Atemzüge» können dabei wirksame Hilfe leisten.

6.9 Die «Reizbarkeit» der Haut

Die Haut ist mit ihren rund 1,6 Quadratmetern Oberfläche und einem Gewicht von 10 bis 15 Kilogramm das größte Organ des menschlichen Körpers. Sie ist die Nahtstelle zwischen Innenleben und Außenwelt. Das bedeutet, daß jede Unstimmigkeit zwischen den Bedingungen von außen und der Gefühlswelt zwangsläufig die Haut irritieren muß. Kämpfe spielen sich immer im Grenzbereich ab, und die Haut ist unsere wichtigste Grenze. Meistens ist sie in unserer heutigen Zeit schon über die Maßen damit beschäftigt, mit den immer zahlreicher und stärker werdenden Allergenen zurechtzukommen. Die Chemie führt ständig neue Attacken auf unsere Haut, sei es durch die «Veredelung» der Kleidung, die Nahrung, Kosmetika oder Verunreinigungen in Wasser und Luft. Zusätzlich wirken die Sonnenstrahlen durch das Ozonloch immer aggressiver, und die Gräser oder Pollen reagieren in Verbindung mit der verschmutzten Luft so, daß Allergien immer häufiger werden.

Die solcherart überstrapazierte Haut muß gleichzeitig auch mit dem Streß des Lebens fertig werden. Die Haut ist ein Spiegel der Seele. Sie wird nicht nur je nach Gemütslage blaß oder rot, sondern verändert auch ihr ganzes Zustandsbild. Wenn es uns gutgeht, schauen wir frischer und jünger aus. Jeder hat schon erlebt, wie Schreck, Ärger oder Trauer sich blitzschnell im Gesicht abzeichneten und er plötzlich fahl, faltig und um Jahre gealtert wirkte. Das zeigt, welch unglaublich sensibler Gradmesser die Haut für die Befindlichkeit der Psyche ist. Besonders gut kann man die Reaktionen bei Pubertierenden beobachten, denn nicht nur die hormonelle Umstellung, sondern auch die Probleme mit dem Hineinwachsen in die neuen Lebensaufgaben mit allen Verunsicherungen lassen die Akne bei vielen blühen. Wenn sich die «inneren Stürme» langsam beruhigen, klingen meist auch die Hautprobleme sichtbar und fühlbar ab.

Es gibt eine ganze Reihe von Hautkrankheiten, die typischerweise dann ausbrechen, wenn die körperliche Abwehr gegenüber Keimen und Krankheitserregern herabgesetzt ist. Diese Abwehr ist aber zu einem großen Teil psychisch bedingt. Wer übermüdet, erschöpft und ausgelaugt ist, bekommt sehr viel leichter einen Virus (wie zum Beispiel Herpes) oder Pilz. Auch die besonders hartnäckige Neurodermitis (deren Name bereits die Verbindung zwischen Nerven und der Haut dokumentiert) reagiert prompt auf Streß: Die quälend juckenden Ekzeme breiten sich aus.

Hier (wie auch bei allen anderen Hauterkrankungen) kann man den günstigen Einfluß von Entspannung direkt ablesen. Das gelöste Innenleben glättet und beruhigt die gereizte Haut.

6.10 Nervosität

Nervosität ist ein begleitendes Symptom verschiedener Krankheiten. Vor allem hormonelle Einflüsse wirken sich negativ auf die Ruhe der Nerven aus: Man fühlt sich plötzlich fahrig, unkonzentriert, innerlich und äußerlich unruhig. Man kann bei keiner Tätigkeit länger bleiben und auch kein wirkliches Interesse aufbringen, man wird getrieben. Dieser Zustand ist sehr unangenehm, schneidet er einen doch fast von der Umwelt ab. Der nervöse Mensch ist ein Gefangener seiner selbst und nimmt auch nur einen Bruchteil dessen wahr, was rund um ihn geschieht.

Wie gesagt – es gibt viele körperliche Ursachen (Schilddrüsenerkrankungen, endogene Depression u. a.), die zu Nervosität führen können. Daher ist es unumgänglich, die Gründe medizinisch abzuklären und sie gegebenenfalls behandeln zu lassen.

Daneben gibt es Menschen, die genetisch bedingt zu Nervosität neigen. Sie kommen aus einer Familie von «Zapplern», müssen ständig in Bewegung sein und haben offenbar ein sehr unruhiges Temperament geerbt.

Und eine weitere Gruppe ist zwar normalerweise gelassen, kommt aber hin und wieder in eine besondere Streßsituation, in der «die Nerven verrückt spielen».

Was kann man tun, um die aufgekratzten Nerven wieder zu glätten?

Zunächst einmal gilt es, sich wieder zu zentrieren, das heißt, sich im eigenen Leib «zu Hause» zu fühlen. Ein besonders wirkungsvoller Weg dazu ist seit jeher der Atem. Er bringt uns wieder zum ureigenen Rhythmus und damit geradlinig zu uns selbst. Schon die ersten zwei Atemzüge bei der Entspannung zeigen das. Das gesamte, rhythmisch aufgebaute Entspannungsprogramm bringt es danach mit sich, daß wir wieder den eigenen Takt finden. Auch wer am Anfang zu flattrig war, um bei den Übungen wirklich nachzuspüren, wird am Ende merken, daß ein guter Teil der Nervosität abgebaut ist.

6.11 Schlafstörungen verschiedener Ursachen

Schlafstörungen sind bereits als Volkskrankheit zu bezeichnen. Mindestens jeder fünfte Österreicher leidet daran. Mit zunehmendem Alter steigt die Anfälligkeit für Probleme dieser Art, wobei Frauen besonders häufig betroffen sind. Schlafstörungen haben in der Regel nicht nur einen Grund, sondern mehrere gleichzeitig. So gut Entspannung bei der Beseitigung helfen kann, ist es dennoch wichtig zu überprüfen, welche anderen Gegebenheiten gleichzeitig verändert gehören. Es gibt

- nächtliche Geräuschbelästigungen (wie etwa vom stündlich vorbeifahrenden Nachtexpreß),
- störende Gerüche (zum Beispiel vom nahen Chemiewerk),
- übermäßigen täglichen Berufs- und Familienstreß,
- falsche Temperatur (zu kalt oder zu warm) im Schlafzimmer etc.

All diese Faktoren kann man überdenken und mehr oder weniger leicht durch Maßnahmen verändern.

Schwieriger ist es bereits bei den vielen Schmerzquellen, die den nächtlichen Schlaf rauben können. Ob Zahn-, Kopf- oder Hüftschmerzen, Wirbelsäulendefekte, Neuralgien, Krämpfe oder Nebenhöhlenbeschwerden (um nur einige zu nennen) – sie alle gehören abgeklärt. Neben der flankierenden Entspannung muß die Primärerkrankung behandelt werden. In manchen Fällen ist bei nächtlichen Schmerzen auch eine Veränderung des Bettrostes, der Matratze oder der Kopfkissen nötig.

Eine dritte Gruppe sind jene Schlafschwierigkeiten, die zum Erscheinungsbild einer Krankheit gehören. So sind Schlafstörungen nahezu typisch für Depressionen. Aber auch Schilddrüsen-, Herz- oder Lebererkrankung beziehungsweise Diabetes und Bluthochdruck können sich so äußern. Auch hier geht es natürlich nicht ohne medizinische Betreuung, wobei die Entspannung ein bedeutender Faktor für eine Besserung sein kann.

Bei dieser Gelegenheit sei aber darauf hingewiesen, daß es gerade über den Schlaf hartnäckige Irrmeinungen gibt. So sprechen viele Betroffene von «Schlaflosigkeit», was es erwiesenermaßen so gut wie nie gibt. Hier überwiegt ein subjektives Gefühl («Ich habe heute nacht überhaupt nicht geschlafen!»), das einer Überprüfung nicht standhalten würde.

Auch die Anzahl der nötigen Schlafstunden wird manchmal

falsch eingeschätzt. So gibt es (wenige) Menschen, die 10 bis 12 Stunden brauchen, um sich erholt zu fühlen, andere aber nur drei bis vier. Kurzschläfer haben die Fähigkeit, sehr schnell in besonders tiefen Schlaf zu verfallen. Ihre Tiefschlafphasen dauern in der Summe genausolange wie die der Langschläfer, aber die flacheren Schlafphasen dazwischen sind nur kurz. Sie fühlen sich durchaus ausgeruht und würden sich niemals als schlafgestört bezeichnen. Es ist daher sinnlos, jemandem eine bestimmte Zeit des Schlafes zu empfehlen – einzig und allein das persönliche Gefühl des Ausgeruhtseins ist das Maß. Es gibt aber immer wieder Menschen, die sich Sorgen machen, ob sie genug schlafen, nur weil sie sich an einem statistischen Mittelmaß orientieren. Sie sollten ihren Bedarf genau ermitteln und sich nicht zu unnötig mehr Stunden Schlaf quälen.

Grundsätzlich werden zu viele Schlafmittel genommen, wenn sie auch bei hartnäckigen Schmerzen etc. manchmal ihre Berechtigung haben. Zuweilen genügt es, die Medizin und ein Glas Wasser für den Notfall auf dem Nachtkästchen zu haben. Das gibt oft ein Gefühl der Sicherheit, das den Schlaf behütet und schließlich das Medikament überflüssig macht. Bevor man eine Tablette nimmt, sollte man zunächst alle möglichen Hausmittel einsetzen:

- Sich die nötige Bettschwere durch einen Abendspaziergang holen,
- vor dem Zubettgehen das Schlafzimmer gut durchlüften,
- Testen und Vermeiden der Speisen und Getränke, auf die man mit Schlafstörungen reagiert (was individuell sehr unterschiedlich sein kann!),
- ruhiges Ausklingenlassen des Tages (keine Krimis oder Horrorfilme!),
- eine Raumtemperatur von 15 bis 17 Grad einstellen,
- dichte Vorhänge oder Jalousien anbringen, um sich vor zu frühem Lichteinfall zu schützen,
- sich abends ein warmes Bad vergönnen.

Auch manche Kräutertees (jede Drogerie hat eigene Empfehlungen) bringen ein mildes Hinübergleiten in den Schlaf. Neben all diesen guten, alten Hausmitteln ist die Entspannung eine hervorragende Hilfe. Viele meiner Klienten berichten, daß sie schon nach wenigen Übungen in den Schlaf sinken.

Wenn Sie zwischendurch aufwachen, machen Sie sich vor allem keine Sorgen, daß Sie zuwenig Schlaf bekommen könnten. Befürchtungen sind die Schlafkiller Nummer eins. Bewahren (oder erarbeiten) Sie sich eine innere Distanz. Der Leitsatz «Ruhe wichtig – Schlaf gleichgültig!» hat sich dabei bewährt. Er läßt uns unbekümmert und gelassen bleiben. «Es» geschieht, daß man wieder sachte in den Schlaf gleitet.

7 Von Lust, Frust und Sucht

Jeder Mensch verfügt mit seinem Körper über die wunderbarste und gleichzeitig sensibelste Quelle lebenslanger Lust. Die verschiedenen Sinne erzeugen besondere Qualitäten, einfach um uns zu erfreuen:

- Die Augen «füttern» uns mit schönen Bildern von der Natur oder der Kunst,
- die Ohren können uns mit Klängen und Tonfolgen in eine angenehme Stimmung versetzen,
- die Nase erfaßt alle «Wohlgerüche des Orients»,
- der Geschmackssinn läßt uns die feinsten Nuancen auskosten und
- die Haut genießt die sanften oder festen Berührungen, die Kontakte mit Wind, Wasser und Sonne.

Wir haben mit unserem Wunderwerk Körper also stets alles zur Hand, was uns guttut.

Natürlich weiß jeder, daß dieser Leib nicht nur die bekömmlichen Dinge des Lebens aufnimmt. Er ist auch manchem «Gift» für Körper und Seele ausgesetzt und kann sich nur schwer gegen Häßlichkeit und Unverständnis, Brutalität und Verwüstung zur Wehr setzen. Nicht selten aber setzen wir den Körper selbst unter Druck und betreiben Raubbau. Alle Süchte (von der Arbeitssucht über den Gebrauch von Alkohol bis zu den Drogen und dergleichen), aber auch das ungesunde Umgehen mit dem Körper gehören in diesen Problemkreis.

Von drei Sorten der unbewußten Gewalt gegen sich selbst soll im folgenden die Rede sein: den Eßstörungen, dem Rauchen und den Sexualstörungen. In diesen Bereichen verwandeln viele Menschen die Lust in Sucht oder Frust. (Die Auswahl erfolgte durch den Umstand, daß ich bei diesen drei Störungen in meiner psychotherapeutischen Praxis besonders viel Erfahrung sammeln konnte.)

7.1 Eßstörungen

Bevor wir uns den Eßstörungen, die suchtartige Züge aufweisen, zuwenden, möchte ich eine grundsätzliche Vermutung äußern, die auch völkerkundlich belegt ist:

In vielen ursprünglichen Kulturen gibt es Wege, um sich in Trance zu versetzen. Sie werden von Generation zu Generation weitergegeben, mit all ihren Erfahrungen über Einstieg, Verlauf und Ausstieg. Die Menschen dieser Kulturen können hervorragend damit umgehen und ihre Kenntnisse gezielt einsetzen.

Diesen Tranceinduktionen ist gemeinsam, daß Beta-Endorphin, ein vom Gehirn erzeugtes Opiat, ausgeschüttet wird. Es gibt den Tranceerlebnissen jene «Süße», von der die Mystiker immer wieder berichten. Es hinterläßt ein Gefühl des Wohlbefindens und Erfülltseins, das wir Menschen offenbar schon rein körperlich von Zeit zu Zeit brauchen. Die Möglichkeit dazu hat jeder in seinen Erbanlagen gespeichert.

Nun leben wir in der westlichen Kultur und in einer Zeit, in der der Trance kaum Bedeutung zugemessen wird. Die Kenntnisse sind großteils versickert. Es ist aber möglich (vielleicht sogar wahrscheinlich), daß dieser «Ekstase-Entzug» für die vielen heutigen Formen von Süchten mitverantwortlich ist. Ist Sucht nicht der verzweifelte Versuch, sich in einen außergewöhnlichen Zustand zu versetzen, der einen erfüllen möge?

«Erfüllung» im wahrsten Sinne des Wortes spielt eine große Rolle beim Essen und in entgleister Form bei den Eßstörungen. Ein gesundes Empfinden für die Bedürfnisse des Körpers und die adäquate Art der Befriedigung meldet genau, wieviel und welche Nahrung gerade gebraucht wird. Aber leider ist dieses gesunde Empfinden bei vielen Menschen verlorengegangen. Bei meiner langjährigen Arbeit in einer Ernährungsberatungsstelle mußte ich immer wieder feststellen, wie sehr der natürliche Hunger und Durst beziehungsweise das Gefühl der Sättigung fehlt. Das Kriterium ist leider nicht mehr die «Sprache des Körpers».

Manche Unsichere orientieren sich nach Modediktaten, Kalorientabellen und Diätvorschriften. Für andere wieder ist das Maß der leer gegessene Teller. Sie wurden dazu erzogen, stets aufzuessen, was sie vorgesetzt bekamen. Als Erwachsene könnten sie nun sensibler auf ihre Bedürfnisse eingehen, sie haben aber nie gelernt, ihr Maß der Sättigung wahrzunehmen. So richten sie sich auch jetzt nicht nach der Rückmeldung aus dem Körperinneren, sondern einzig nach dem, was sie sehen: ob der Teller voll oder leer ist.

Bei wieder anderen Störungen ist das Maß die absolute Leere (wie bei der Anorexia nervosa oder der Bulimie) oder die äußerste Füllung des Magens (wie bei Eßattacken).

Betont sei, daß ich an dieser Stelle bewußt nicht von Unter- oder Übergewicht spreche. Das Gewicht resultiert aus einer Kombination von individueller Verbrennung jedes einzelnen und seiner Nahrungsaufnahme. Die Verbrennung ist von körperlichen Gegebenheiten (Erbanlage, Funktion der Schilddrüse, Wirkmechanismen der Hormone etc.) abhängig. Sie zu verändern ist nicht meine Aufgabe als Psychologin. Gibt es eine Grunderkrankung, die zu einer gestörten Verbrennung führt, so muß diese medizinisch abgeklärt und betreut werden. Mein Arbeitsgebiet ist es aber durchaus, mich um psychische Wurzeln und Verhaltensauffälligkeiten beim Essen zu kümmern.

Nun gehen diese Wurzeln aber sehr weit zurück. Gerade beim gestörten Eßverhalten haben wir es mit Schädigungen in der «oralen Phase», also in der ersten Lebenszeit, zu tun. Daraus ergibt sich, daß bei schweren Störungen Entspannung allein (ohne gleichzeitige, länger dauernde Psychotherapie) sicher nicht den gewünschten Erfolg haben kann. Trotzdem hat Entspannung aber in einem Maßnahmenkatalog einen wichtigen Platz (wie wir später sehen werden).

Bei diesen sogenannten frühen Störungen wird Essen nur zum Teil zum Stillen von Hunger und als Lustlieferant eingesetzt. Großteils dient es als Symbol, um den Mangel an Liebe, Angenommensein, Geborgenheit etc. zu beheben.

Kurz seien die drei wichtigsten Eßstörungen skizziert:

1. *Die Magersucht* (Anorexia nervosa) ist durch einen starken Gewichtsverlust (oder eine fehlende Gewichtszunahme bei Jugendlichen) gekennzeichnet. Die psychische Störung mit weitreichenden körperlichen Folgen gibt es in allen Schattierungen: von der irrationalen Angst, dick zu werden, und dem Kampf gegen den übermächtigen Feind «Gewicht» bis zu absolut lebensbedrohlichen Zuständen, wo der ausgemergelte Körper nur mehr künstlich ernährt werden kann. Der typische Anorektiker lebt in ständiger Angst, vom Hunger überwältigt zu werden. Dieser Gedanke kreist in ihm den ganzen Tag. Der dünne Körper ist wie ein Triumph über die «niederen Bedürfnisse». Die Enthaltsamkeit gleicht einem Sieg über den eigenen Körper, der fremd und feindlich erlebt wird.

   Die Anzahl der Magersüchtigen nimmt leider immer mehr zu, teils als Resultat fataler Modediktate, teils als Zeichen der fortschreitenden Entfremdung von allem Natürlichen.
2. Die *Eßbrechsucht* (Bulimia nervosa) ist eine Störung, die aus Freßepisoden und darauffolgenden Versuchen, sich wieder zu entleeren, besteht. Bei einem Freßanfall werden meist allein und heimlich große Mengen von Nahrung (bis zu 15 000 Kalorien) zu sich genommen. Diese werden im Anschluß durch Erbrechen, bisweilen aber auch durch Mißbrauch von Abführ- oder Entwässerungsmedikamenten «hinausbefördert». Diese Aktionen werden von stark abwertenden Gefühlen und dem Bewußtsein, außer Kontrolle geraten zu sein, begleitet. Das wiederholte Erbrechen kann zu Elektrolytstörungen und anderen körperlichen Komplikationen (wie Herzproblemen, epileptischen Anfällen, Muskelschwäche etc.) führen.

Auch diese schwere Störung ist, vor allem bei Frauen, im Zunehmen begriffen. Sie tritt, wie alle anderen Eßstörungen, gehäuft in Zeiten besonderer psychischer Belastung auf. Zwischenmenschliche Unstimmigkeiten, Einsamkeit und Verluste von Beziehungen fördern das Fehlverhalten, während in entspannten Zeiten kaum Anfälle auftreten.

3. *Eßattacken* schließlich sind Anfälle von erhöhter (oder unvernünftiger) Nahrungsaufnahme bei psychischen Spannungen. Sie können, müssen aber nicht unbedingt zu Übergewicht führen. Sind die Eßanfälle jedoch sehr häufig beziehungsweise die Nahrungsmittel hochkalorisch (Schokolade, Torten), kann der Körper das Angebot nicht adäquat verarbeiten und legt Fettdepots an. Das wiederum führt bei vielen Betroffenen zu depressiven Verstimmungen.

Wie wir sehen, haben wir auch bei dieser Störung eine verminderte Kontrolle der Impulse, die aus dem Gefühlsleben kommen. Der Auslöser, zu Eßbarem zu greifen, ist nicht der gesunde Hunger, sondern ein tieferliegender Mangel an Selbstannahme, Vertrauen und Geborgensein. Dieser ist der Ansatzpunkt für die Progressive Muskelentspannung. Die Erfahrung hat eindeutig gezeigt, daß diese Form der Entspannung das Akzeptieren des Zustands, in dem man sich befindet, fördert. Das quälende, ständige An-sich-herum-Kritisieren nimmt ab. Da bei jeder einzelnen Entspannungsübung ganz explizit das wache Registrieren des Ist-Zustandes trainiert wird («So fühlt sich das an!» – und nicht: «Wie sollte es sein?»), ist es möglich, langsam den eigenen Leistungsdruck aufzugeben.

Ein weiterer Aspekt gesellt sich dazu: Bei all diesen schweren, suchtartigen Störungen haben das entsprechende Verhalten (Essen, Brechen etc.) und die zu sich genommenen Substanzen (in diesem Fall Nahrungsmittel) eine besondere Funktion für Körper und Psyche. Wenn man nun im Rahmen einer Therapie das unerwünschte Verhalten unterbindet, entsteht beim Betroffenen sofort eine unerträgliche Spannung (als psychische Entzugserscheinung). In diesem Fall ist die Entspannung nahezu unerläßlich, hilft sie doch wirkungsvoll, die Spannung zuerst zu lindern und später aufzulösen.

Außer der Förderung der Selbstannahme beziehungsweise des wertfreien Denkens und der Verminderung psychischer Entzugserscheinungen haben wir noch ein drittes Einsatzgebiet für die Progressive Entspannung. Wie schon erwähnt, treten Eßstörungen vermehrt bei Spannungen auf. Ich habe bei meiner Arbeit in der Ernährungsberatungsstelle sehr viele Menschen kennengelernt, die unter Streß oder bei seelischer Verstimmung regelmäßig zum Essen griffen. Essen war sozusagen das «Lösungsmittel» für Unbehagen. Man kann sich vorstellen, daß an schwierigen Tagen viel mehr Nahrungsmittel in den Körper gelangten, als dieser gut verarbeiten und in Energie umwandeln konnte. So blieb ihm nichts anderes übrig, als Depots in Form von Übergewicht anzulegen.

Wenn Sie einer dieser Streß- und Frustesser sind, dann machen Sie vor dem Essen eine Kurzentspannung! Sie können dadurch «Dampf ablassen», sind gelassener und werden bedachter zum Essen greifen. Sie müssen Ihre Spannungen auch nicht durch heftiges und schnelles Beißen abreagieren (wie es viele tun). Lassen Sie sich Zeit, versuchen Sie langsam und bewußt zu kauen! Geben Sie sich auch die Möglichkeit, Geschmack, Geruch, Aussehen und fühlbare Beschaffenheit (hart, weich, flüssig, fest, glatt, rauh ...) wahrzunehmen und zu genießen. Sie werden merken, daß Sie in gleicher Zeit denselben Sättigungsgrad bei weniger Nahrung und mit mehr Genuß erreichen. Darüber hinaus wird es der Körper mit einem größeren Wohlgefühl danken. Schnelles, heftiges und gieriges Essen führt erwiesenermaßen zu Magendrücken und Verdauungsschwierigkeiten, die einerseits ein Resultat zu großer, schlecht gekauter Bissen, andererseits der durch Streß mangelnden Verdauungssäfte sind.

Aber keine noch so gute Entspannung vor dem Essen kann Sie vor Verkrampfungen Ihres Verdauungsapparates schützen, wenn Sie (wie in vielen Familien und Firmen üblich) bei Tisch

«Probleme wälzen». Bereits Kindern werden zunehmend Eßstörungen angezüchtet, wenn das Familienessen zum Beispiel immer der Zeitpunkt der Erörterung ihrer Schulprobleme ist. Auch Erziehungsschwierigkeiten sollten nicht bei der Mahlzeit besprochen werden. Zumindest einer der Beteiligten ärgert sich dabei oder ist gekränkt. Es ist absolut unmöglich, bei dieser Mißstimmung mit Genuß zu essen. Auch die Forderung mancher Erwachsener an die Kinder, trotzdem unbedingt den Teller zu leeren, ist nahezu brutal. «Dicke Luft» bei der Familienmahlzeit ist nicht immer ganz zu verhindern, aber man sollte vieles daran setzen, sie (im Interesse aller) möglichst klein zu halten. Bei den Kindern haben wir noch die Chance zu bewirken, daß Essen ein Stück sinnliche Befriedigung liefert und nicht in Frust oder Sucht kippt.

7.2 Raucherentwöhnung

Alle zehn Sekunden stirbt weltweit ein Mensch an den Folgen des Rauchens. In Österreich wird die Zahl der Tabakabhängigen auf 1 600 000 geschätzt.

Diese alarmierenden Daten zeigen, daß Rauchen in großem Maß nicht als Genußmittel (selten und maßvoll, wie eine besondere Delikatesse, die man sich hin und wieder gönnt) eingesetzt, sondern als süchtigmachende Substanz mißbraucht wird. Wie wir wissen, gehören für immer zahlreichere Jugendliche die Zigaretten zum täglichen Alltag, und in vielen Fällen wird die Gewohnheit auch später beibehalten. Es ist daher nicht verwunderlich, daß der ständige Beschuß mit der Substanz Nikotin den Körper irritiert und schließlich auch zu schwerwiegenden Krankheiten führen kann.

An erster Stelle steht dabei Lungenkrebs, dicht gefolgt von chronischen Atemwegserkrankungen (wie Bronchitis und Asthma), Mund- oder Kehlkopfkrebs und allen Arten von Durchblutungsstörungen (Schlaganfall, Herzinfarkt, Arteriosklerose,

Raucherbein, Venenerkrankungen). Obwohl die Zigarette nicht gegessen wird, greift Nikotin auch den Verdauungs- und Harntrakt an und kann an allen belasteten Stellen Krebs oder ein Geschwür erzeugen. Schließlich schädigt Nikotin auch die Ungeborenen: Sie haben ein niedrigeres Geburtsgewicht und ein erhöhtes Risiko für alle möglichen Erkrankungen und Komplikationen. Der klare Schluß aus diesen Ergebnissen kann nur die Empfehlung sein, das Rauchen nicht zu bagatellisieren, sondern Nikotin zu meiden oder damit maßvoll umzugehen.

Nun steckt man die Zigarette (Zigarre, Pfeife) in den Mund und versucht, mittels Saugen ein gewisses Wohlgefühl zu erreichen. So greift man unbewußt auf eine alte Form der Beruhigung zurück, die seit der Geburt ihre Wirkung zeigte. Gibt es für einen unruhigen, schreienden, bedürftigen Säugling etwas Besseres als die Mutterbrust, die Flasche, den Schnuller oder zumindest den eigenen Daumen? Durch die Zigarette «rutscht» man in eine tiefe Gefühlsschicht, in eine Zeit, in der das Leben zumeist noch in Ordnung war, die Schwierigkeiten aus dem Weg geräumt wurden und man größtmögliche Aufmerksamkeit der Bezugspersonen bekam. Was könnte man sich in dieser rauhen, überfordernden Welt als Jugendlicher oder Erwachsener anderes wünschen?

Aber nicht nur das lustvolle Saugen, auch der Rhythmus der Atemzüge, auf die man sich beim Rauchen konzentriert, bringt eine gewisse Beruhigung. Daher halten sich gerade unsichere Menschen, die durch besondere Umstände (wie: beobachtet werden, sich in fremder Gesellschaft bewegen, allein im Lokal sitzen, auf eine aufregende Begebenheit warten etc.) irritiert sind, besonders gern an der Zigarette fest. Sie versuchen so (auch unbewußt), ihren inneren Rhythmus wiederzuerlangen. Wie wichtig das ist, habe ich bei den Atemübungen genauer erläutert.

Schließlich gibt es noch die Wirkung der Substanz Nikotin selbst, die unter anderem zu einer Steigerung des Blutdruckes, der Darmaktivität und der Speichelsekretion führt. So bekommen manche die von ihnen gewünschte Belebung, für andere steht die angeregte Verdauung im Vordergrund.

Alle drei Faktoren (Beruhigung, gleichzeitig Belebung und innere Rhythmisierung) können in dieser Kombination durchaus angenehm sein. Aber um welchen Preis!

Da es unübersehbar ist, daß vor allem die Spätfolgen des Rauchens fatal sind, ist es nötig, sich über eine Alternativhandlung Gedanken zu machen. Das ersatzlose Streichen durch ein Verbot wäre nicht sinnvoll, da doch offenbar das Bedürfnis nach den drei positiven Wirkungen der Zigarette sehr verbreitet ist. Wir, die wir bereits die «höheren Weihen» der Progressiven Muskelentspannung erhalten haben, finden aber alles in unserem Repertoire, um nebenwirkungsfrei zu einem ähnlichen Resultat zu kommen:

- Die Beruhigung und Entspannung durch zumindest ein paar kleine Übungen im Alltag, direkt am «Tatort», sind uns bereits vertraut,
- die Belebung nach der Zurücknahme oder (wo dies nicht möglich ist) durch ein paar kräftigere Spannungsübungen kennen wir und
- die Rhythmisierung durch den Takt des Spannens und Loslassens sowie durch die 10 Atemzüge hat sich sicher schon oft eingestellt.

Ich habe bei meiner jahrelangen Arbeit in einer Raucherberatungsstelle sehr oft die Erfahrung machen können, daß die Entspannung als Teil eines verhaltenstherapeutischen Entwöhnungskonzepts gerne ergriffen wurde und gute Erfolge hatte. Bei ausreichender Motivation, sich das Rauchen abzugewöhnen, und nicht zu hohem Konsum, genügten manchmal einige Wochen, um ein ebenso befriedigtes Gefühl zu haben, wenn die Zigarette durch Entspannung ersetzt wurde. Bei schwereren Fällen der Abhängigkeit von Nikotin oder vom Vorgang des Rauchens waren natürlich noch andere Maßnahmen nötig, aber die Entspannung konnte zumindest mithelfen, die körperlichen und psychischen Entzugserscheinungen möglichst klein zu halten. So brachen die allseits befürchtete Gereiztheit, die Spannung und Unruhe bei der Reduktion und schließlich beim Absetzen des «Glimmstengels» nicht so übermächtig aus und konnten von der Progressiven Muskelentspannung gut abgefangen werden.

Wenn Sie zu der Gruppe der entwöhnungswilligen Raucher gehören, haben Sie gute Chancen, Ihr Laster loszuwerden. Etwa 60 Prozent der rauchenden Österreicher sind sogenannte «dissonante Raucher». Sie sind mit ihrem diesbezüglichen Verhalten unzufrieden und würden es lieber gestern als heute aufgeben, wenn sie wüßten, wie sie es anstellen sollen. Das ergibt bereits die nötige Motivation, ohne die keine Entwöhnung sinnvoll und anhaltend wäre.

Alles weitere ist höchst unterschiedlich und richtet sich nach Lebensart, Temperament und «Rauchertypus» des Betroffenen. Das Konzept, das auf alle gleichermaßen paßt, gibt es nicht. Sie sollten sich sorgsam prüfen, ob Sie lieber schnell aufhören wollen (und sich danach auch mittels Entspannung um die Entzugserscheinungen kümmern), oder ob Sie ein langsames Stufenprogramm vorziehen. Wenn letzteres eher Ihr Stil ist, dann können Sie eine Alltagssituation nach der anderen langsam vom Rauchen «entkoppeln», oder Sie setzen an der Quantität an und reduzieren jede Woche die Zigaretten um die von Ihnen gewünschte Zahl.

Welche Art Sie auch immer wählen – streichen Sie die Rauchpausen niemals ersatzlos. Sie würden sich bald sehr «arm» fühlen, und das wäre der erste Schritt zu einem Rückfall. Also: Machen Sie eine Pause, trinken Sie etwas Erfrischendes, öffnen Sie das Fenster, und machen Sie ein paar Entspannungsübungen (oder zumindest die 10 Atemzüge)! Sie werden sich gleich viel besser fühlen und haben zusätzlich noch die Gewißheit, etwas Positives für Ihre Gesundheit zu tun.

Wenn es aber trotzdem einmal zu einem Rückfall kommen sollte (und das kann jedem passieren), müssen Sie weder verzweifeln noch sich ärgern. Entspannen Sie sich, denn Selbstbeschuldigungen haben noch niemals wirklich geholfen, etwas nachhaltig zu ändern.

Jeder Tag bietet eine neue Chance, um mit dem Nichtrauchen zu beginnen!

7.3 Sexualstörungen

Aus der langen Reihe von Sexualstörungen bei Männern sowie bei Frauen möchte ich einen Aspekt herausgreifen, der mit der Progressiven Muskelentspannung gut beeinflußbar ist. Erwiesenermaßen gibt es viele Menschen, die der Sexualität gegenüber sehr gemischte Gefühle haben. Einerseits verspüren sie zwar eine Sehnsucht nach einem befriedigenden Geschlechtsleben, andererseits stellen sich eine Fülle von Hindernissen in den Weg:

- moralische oder religiöse Bedenken und daraus resultierende Schuldgefühle
- Vorurteile gegenüber dem anderen Geschlecht
- schlechte Erfahrungen in der Kinderzeit
- schlechte Erfahrungen mit ersten Sexualpartnern
- verborgene Probleme in der Paarbeziehung
- ein generell herabgesetztes Selbstwertgefühl
- Körperängste
- körperliche Defekte und vieles anderes mehr

Allen diesen psychischen und körperlichen Schwierigkeiten gemeinsam ist eine ängstliche und vor allem beobachtende Haltung sich selbst gegenüber. Der Betroffene «belauert» sich förmlich: «Was mache ich?», «Wie komme ich an?», «Spielt mein Körper mit?».

Natürlich wirkt sich das in der sensibelsten und intimsten menschlichen Kontaktmöglichkeit sehr negativ aus. Wessen Gedanken grüblerisch um sich selbst kreisen, ist weder imstande, einfühlsam auf den anderen zuzugehen, noch sich dem Lustgefühl zu überlassen.

Vor allem Männer sind häufig Opfer unserer Leistungsgesellschaft. Sie berichten, daß sie in den meisten erotischen Situationen «förmlich neben sich stehen». Sie beobachten sich und setzen sich gleichzeitig unter Druck. Nun sind aber sexuelle Reaktionen nicht willentlich heraufzubeschwören, sondern eine Funktion der Erregung. Diese aber kommt (wie von selbst), wenn der geeignete Zeitpunkt und die ganz persönlichen Stimulatoren (bestimmte Gerüche, Berührungen, optische Eindrücke, Worte, Stimmlagen, Phantasien...) zusammenkommen. Leistungsängste hingegen können beim Mann entweder zu psychogener Impotenz (einem mangelhaften Steifwerden des Penis durch seelische Gründe) oder zu einem verzögerten Samenerguß und bei der Frau zu Anorgasmie (Fehlen des Höhepunkterlebnisses beim Geschlechtsakt) führen. Negative Gedanken sind in vielen Fällen die unmittelbare Ursache, wenn das Verlangen plötzlich abflaut oder sich die Genitalmuskeln verkrampfen. Die spezifischen Ängste (und ihre Abwehr) unterbrechen den sexuellen Reaktionszyklus und «drehen die Lust ab».

Es gibt aber eine Reihe von psychotherapeutischen Möglichkeiten, die Hintergründe der Ängste zu bearbeiten und die Fähigkeit zu schaffen, sich auf ein «Du» seelisch und körperlich einzustellen. Fernab von diesem zwischenmenschlichen Aspekt können wir auch mit der Entspannung mithelfen.

Alle von Sexualstörungen Betroffenen haben ein gewisses Maß an Wut auf ihren Körper. Er hat sie enttäuscht, denn er funktioniert nicht so klaglos, wie sie es sich wünschen. Er wurde mehr Lieferant von Schwierigkeiten und Mißempfindungen als von Freude und Lust. Auf diese Art wird der Körper immer mehr abgelehnt. Wir können uns vorstellen, daß dadurch wie durch einen Teufelskreis die Sexualität immer unerfreulicher wird.

In dieser Situation hat es sich als außerordentlich hilfreich erwiesen, das Thema Sex zunächst einmal völlig auszusparen, aber mittels Entspannung wieder Freude am Körper zu erlangen. Wer erfährt, wie angenehm entspannende Wärme oder Kühle, Kribbeln oder Durchströmen sein kann, wird sich sich selbst wieder freundschaftlich zuwenden. Wer erlebt, wie gut es tut, auch einmal fest zuzupacken, die eigene klare Entschiedenheit zu spüren, der nimmt diese Aktionen auch gerne wieder in sein Repertoire auf.

Natürlich wirkt sich das alles in der Sexualität aus, aber wir müssen es gar nicht erwähnen, es kommt von selbst ... Allem voran ist es besonders wichtig, das «So ist es!» zu üben. Jede Regung des Körpers wird in der Entspannung wertfrei registriert. Ich nehme wahr, daß sich mein Körper jetzt so oder so ausdrückt. Nicht mehr und nicht weniger!

Wer zum Vergleichen oder Grübeln neigt, möge sich vielleicht den inneren Satz «Es ist gut, wie es ist!» oder ähnliches vorsagen. Dies soll uns von den unseligen Verunsicherungsfragen («Bin ich genug dünn/schön/stark/potent ...?») wegführen und uns ermöglichen, uns einfach so, wie wir sind, auf das Leben, die Umwelt, den Partner und schließlich die Sexualität einzulassen.

8 Die Grenzen der Methode

Nach der erstaunlich langen Liste der Anwendungsgebiete der Progressiven Muskelentspannung fragen Sie sich vielleicht, wo denn die Grenzen der Methode liegen. Kann und sollte jeder, gleichgültig welchen Alters und in welcher körperlichen und seelischen Verfassung, diese Art der Entspannung erlernen?

Es gibt in der Tat – sehr weit gesteckte – Grenzen. Die meisten Menschen, die in der Lage sind, in eine psychologische Praxis oder in eine Beratungsstelle zum Kurs zu kommen, sind auch für die Progressive Muskelentspannung geeignet. Das heißt aber auch, daß vier Gruppen von Menschen in der Regel ungeeignet sind:

- kleine Kinder, die sich noch nicht konzentrieren können
- alte Menschen, die so abgebaut sind, daß sie sich nicht mehr auf neue Übungen einstellen können
- Unterbegabte, die in ihrer Lernmöglichkeit zu reduziert sind
- Bewegungsunfähige Patienten (mit Lähmungen, nach schweren Operationen oder Verletzungen)

Dazu kommt noch eine fünfte Gruppe: Wer auf Grund einer Psychose, einer endogenen Depression oder schwerer Zwangszustände akut in psychiatrischer Behandlung ist, sollte zumindest warten, bis sich die Beschwerden so weit gebessert haben, daß es überhaupt möglich ist, sich auf Lerninhalte und Erfahrungen mit dem Körper einzulassen. Auslaufende Beschwerden können dann aber durchaus mit der kompetenten Hilfe eines guten Therapeuten behutsam gebessert werden, und der Alltag kommt so wieder leichter ins Lot. (Diese Vorbehalte und die folgenden Empfehlungen gelten auch für das Üben zu Hause.)

Medikamente sind kein Hindernis für das Erlernen der Entspannung. Auch kleinere oder vorübergehende Bewegungsbehinderungen sollten Sie nicht davon abhalten, Entspannung zu lernen oder zu üben. Wenn durch einen Gipsverband, durch Rheuma, Zahnschmerzen, Ischiasprobleme, Knieschmerzen etc. manches nicht so gut geht, wie Sie es wünschen – machen Sie die Übungen einfach mit Ihren intakten Körperteilen. Sie werden sehen, daß die Entspannung schließlich in alle Regionen, auch in ihre «stillgelegten», kranken geflossen ist.

III Persönliche Erfahrungen und Weiterentwicklungen

Die folgenden Abschnitte führen ohne Zweifel über die traditionelle Auffassung der Progressiven Muskelentspannung von Edmund Jacobson hinaus. Ihr Inhalt wuchs in mir während all der Jahre, in denen ich mich der Entspannung und anderen psychotherapeutischen Verfahren widmete. Meine persönlichen Weiterentwicklungen bestehen weniger in einer Veränderung der Methode als in einer Anreicherung des Inhalts. Durch meine Beschäftigung mit verschiedenen Bewußtseinszuständen fielen mir zudem Wirkungen der Progressiven Muskelentspannung auf, die in der einschlägigen Literatur bisher nicht erwähnt wurden. Auf den folgenden Seiten möchte ich nun jene Aspekte klarlegen, die mir dabei besonders wichtig sind.

1 Wie es sich bei mir entwickelte ...

Die Progressive Muskelentspannung nach Jacobson ist ein lieb gewordener Teil meines Lebens. Wir sind einander vor vielen Jahren begegnet und seither gemeinsam weitergegangen. Auf diesem Weg traf ich auch etliche andere Entspannungsarten (oder Psychotherapien mit Entspannungselementen), die mich jeweils sehr interessierten. Ich konnte nie umhin, in sie «hineinzuschnuppern» und sie auch eine Zeitlang zu praktizieren. So widmete ich mich sowohl christlichen als auch einigen Arten fernöstlicher Meditationsformen, der Hypnose und der gestuften Aktivhypnose, dem Autogenen Training mit seiner Unter- und Oberstufe, Joga und Konzentrativer Bewegungstherapie,

Feldenkrais-Arbeit und Graf Dürckheimscher Leib- und Stimm-Arbeit, Katathym Imaginativer Psychotherapie und einigen Formen von Trance. Ich lernte sie alle auf ihre Art schätzen, und einige von ihnen studierte ich bis auf den Grund (das heißt, ich machte eine vieljährige Ausbildung darin). Manche davon waren sehr aufwendig. Andere erforderten eine lange Gewöhnungszeit (bisweilen mehr, als ich aufzubringen gewillt war). Für die meisten Methoden mußte man sich in eine abgeschirmte Umgebung zurückziehen.

Ich muß natürlich hinzufügen, daß manche Wege, wie zum Beispiel Joga oder Meditation, einen anderen Anspruch haben. Bei regelmäßiger Übung führen sie in tiefere Schichten unseres Bewußtseins. Sie können eine unvergleichliche Möglichkeit für Menschen mit einem spirituellen Bedürfnis sein. Andere wieder (wie die Katathym Imaginative Psychotherapie) sind wirkungsvolle und tiefgreifende Psychotherapiemethoden für eine Vielfalt neurotischer Beschwerden. Ich messe ihnen einen beträchtlichen Wert zu, möchte diese Methoden in meinem Leben nicht missen und setze sie erfolgreich in meiner psychotherapeutischen Arbeit ein.

Das Ergebnis dieser Erfahrungen, Studien, Übungen und Ausbildungen kann man an vielen Stellen in diesem Buch lesen oder zumindest erahnen. Vor allem in den Erläuterungen der Standardform finden sich ausschließlich persönlich aufgespürte Zusammenhänge zwischen verschiedenen Aspekten des menschlichen Seins und ihren Erscheinungsformen in Körper und Geist. Bei meiner jahrzehntelangen Wanderung durch die «Psycholandschaft» kehrte ich aber immer wieder dankbar zur Progressiven Muskelentspannung zurück. Sie war meinem Einblick nach das denkbar einfachste, unkomplizierteste und wandlungsfähigste aller mir bekannten Verfahren.

Edmund Jacobson suchte eine Hilfe für belastete und leidende Menschen. Er wollte ihre Verkrampfungen und Ängste lindern und eine ganzheitliche Methode anbieten, die gefahrlos zu Hause weitergeübt werden kann. Es liegt in der Natur der Sache, daß ich als Psychotherapeutin und Psychologin gerne sein Angebot annahm. So kann ich auch Menschen, die nicht (oder noch nicht) daran interessiert sind, in eine weiterführende Psychotherapie einzusteigen, eine Entspannungsart empfehlen, die sie leicht lernen können und die vor allem relativ rasch wirkt.

Es gibt aber noch einen weiteren Grund, warum ich bei der Progressiven Muskelentspannung landete (obwohl es nicht die erste Methode war, die ich kennenlernte, und ich also nicht von ihr «geprägt» war): meine persönliche Eigenart! Ich bin ein Mensch, der Routine verabscheut. Alles, was jeden Tag immer gleich ist, langweilt mich und bereitet mir Unbehagen. Irgendwann gebe ich es schließlich auf. Da ich aber von der Sinnhaftigkeit der Entspannung schon lange überzeugt war, mußte ich nach einer Methode suchen, die ich für mich immer wieder abwandeln konnte und die mir so ständig neue Erfahrungen brachte. Die Progressive Muskelentspannung erwies sich mir für diesen Zweck als am besten geeignet. Wenn meine Variationen auch nicht im ursprünglichen Sinne Jacobsons sind, so meine ich doch, daß sie mir und meinen Klienten sehr entgegenkommen und helfen.

Meine erste große Schlußfolgerung aus zwanzig Jahren Praxis mit Entspannung heißt also: Freiheit in der Anwendung statt Werktreue!

2 Die Freiheit der Anwendung

Schon im Kapitel über die Übungshaltungen empfahl ich eine Reihe sinnvoller Möglichkeiten. Ich unterscheide mich in diesem Punkt nicht nur von Jacobson, der ausschließlich Entspannung im Liegen propagierte, sondern auch von etlichen Kollegen nach ihm, die sowohl von stets gleichbleibenden Haltungen als auch von täglich konstanten Übungszeiten sprechen. Ich bot hingegen meinen Klienten das genaue Gegenteil im Setting an.

Ich achtete zwar stets auf den «Kern» der Methode (denn der erscheint mir gleichzeitig genial und einfach), aber die Form sollte sich flexibel den Anforderungen anpassen.

Jacobson, der 1976 verstarb, möge es mir verzeihen. Ich nehme an, daß er in seinem anderen Seinszustand durchaus weiß, welche guten Dienste er trotzdem meinen Klienten und mir mit seiner Methode erwies.

Mein Bestreben nach Freiheit brauche ich nicht gesondert zu belegen, es spricht aus allen Zeilen dieses Buches. Es begann (wie gesagt) schon bei den Abweichungen der Haltung, ging über meine Übungstoleranz bis zu den vielfältigen neuen Anwendungs- und Erweiterungsmöglichkeiten.

Mit Erstaunen las ich bei meiner wissenschaftlichen Lektüre verschiedener Statistiken aus Entspannungsprojekten immer wieder die Begriffe «Kursabbruch», «Trainingsabbruch» und dergleichen. Die Zahlen der «Flüchter» waren zum Teil beträchtlich.

Das stimmte mich nachdenklich.

Bei den vielen Kursen und Entspannungs-Einzeltherapien, die ich im Laufe der Zeit gemacht hatte, gab es kaum Abbrüche. Die wenigen Male waren entweder durch unvorhersehbare Ereignisse (wie berufliche Zeitverschiebungen, Umzug etc.) oder durch grobe Mißverständnisse (etwa Erwartung eines Gymnastikprogramms) bedingt. In der Regel beendete jeder sein Übungsprogramm, der damit begonnen hatte.

Was war nun bei mir anders als bei manchen wissenschaftlich dokumentierten Übungsabläufen? An meiner Person oder meiner Überzeugungskraft allein konnte es nicht liegen – das war mir klar. Also mußte es wohl in einem etwas anderen Konzept begründet sein.

Mein dezentes Nachfragen bei zahlreichen Klienten, die nach manchen anderen Versuchen bei mir gelandet waren, gab mir schließlich recht.

Die Klienten berichteten stets von Methoden, die man ihnen «drüberstülpen» wollte. Sie fanden für ihr sehr individuelles

Problem keine passende Lösung oder Form. Vor allem konnten sie die Entspannung nicht dort einsetzen, wo sie sie am nötigsten brauchten: bei den Erfordernissen des Alltags!

Somit war es für mich einleuchtend, auf dem richtigen Weg zu sein: Die Entspannung mußte so benutzerfreundlich sein, daß sie tatsächlich jederzeit aus dem inneren Fundus gezogen werden konnte!

So wurde ich nicht nur Anlaufstelle für ebenso freiheitsliebende Menschen wie ich, sondern auch jene, die ein großes Bedürfnis nach Sicherheit, Struktur und gleichbleibender Form hatten, fanden «ihre» maßgeschneiderte Progressive Muskelentspannung. Wer ein gleichbleibendes Programm zu seiner inneren Stabilisierung braucht, kann sich selbstverständlich ein Zeitkonzept für die Entspannungsübungen zurechtlegen, das ihm einen konstanten Rhythmus gibt. Sowohl die Eiligen als auch die Beschaulichen, die Sprunghaften wie die Beharrlichen, die Schwerkranken und die Vorbeugenden fanden ihre Möglichkeiten. Warum sollten sie also abbrechen?

Meine zweite (und mir sehr wichtige) Schlußfolgerung aus den Erfahrungen der vergangenen Jahre ist eine Erweiterung der Progressiven Muskelentspannung in psychotherapeutische oder auch philosophische Richtung: das Prinzip des Haltens und Loslassens.

3 Das System «Halten und Loslassen»

In der schlichten und praktischen Methode der Progressiven Muskelentspannung ist bei näherem Hinsehen viel mehr verborgen, als es oberflächlich den Anschein hat. Wer nach mehr Tiefe sucht, kann auch hier fündig werden.

Es ist mir ein besonderes Anliegen, diesen versteckten Schatz mit Ihnen zu heben: die Qualität des Haltens und Loslassens! Meines Wissens hat sich noch kein Autor (Edmund Jacobson eingeschlossen) diesen Aspekten der Progressiven Muskelentspannung zugewandt. Ich meine aber, daß sie dem System innewohnen und vielleicht nur darauf warteten, endlich entdeckt zu werden.

Wir üben in der Progressiven Muskelentspannung abwechselnd zwei Möglichkeiten des Körpers, zwei Muskelzustände: Wir spannen an und lockern, wir halten und lassen los. Keine dieser beiden Aktionen ist besser oder schlechter. Wir sollten sie weder vergleichen noch werten. Halten und Loslassen sind ein Begriffspaar, das sich absolut ergänzt.

Wir kennen diese Gegensatzpaare bei unseren körperlichen Empfindungen. Wer zum Beispiel keinen Hunger fühlen kann, kennt auch wirkliche Sättigung nicht. Nur der zeitweilige Mangel läßt einen die Qualität der Befriedigung erleben. So ist es wichtig, Gegensätze (auch körperliche) differenziert und abgegrenzt wahrzunehmen.

In vielen Kulturen, vor allem in östlichen, und im Schamanismus besteht die absolute Gleichrangigkeit von Polaritäten: von Oben und Unten, von Innen und Außen, von Vergangenheit und Zukunft, von Vordergrund und Hintergrund. Das chinesische Weisheits- und Orakelbuch I Ging, das «Buch der Wandlungen», erläutert, daß die ganze Welt auf einem polaren Gegensatz von Kräften beruht: dem Schöpferischen steht das Empfangende gegenüber, dem Männlichen das Weibliche, dem Himmel die Erde. Eine der schönsten und klarsten Darstellungen dieses Prinzips ist das bekannte Yin-Yang-Symbol: der durch eine S-Linie geteilte Kreis. Die schwarze Hälfte des Kreises (Yin) hat in sich einen weißen Punkt. Sie wird durch eine weiße Hälfte (Yang) mit einem schwarzen Punkt ergänzt. Diese beiden Punkte deuten an, daß jede der beiden Grundkräfte den Keim der anderen in sich trägt.

Auch die abendländische Esoterik, und da vor allem die Astrologie, beruht zu einem Teil auf dem Polaritätsprinzip. Der sagenumwobene Ahnvater des Hermetischen Gesetzes, Hermes Trismegistos, hat sein Wissen in symbolischer Form auf einer

Smaragdtafel, der «Tabula smaragdina», hinterlassen, die nach alchemistischer Legende in der Cheopspyramide gefunden wurde. Darauf steht unter anderem: «Was unten ist, ist wie das, was oben ist, und das, was oben ist, ist wie das, was unten ist, um die Wunder des Einen zu vollbringen.»

Oben und Unten gehören also untrennbar zusammen. Nur in der Vereinigung der Gegensätze ist die Ganzheit. Alles hat seine Berechtigung und seinen Wert, aber alles zu seiner Zeit.

Wenn wir nun diese seit Jahrtausenden gültigen Weisheiten mit unserem Körper in Beziehung setzen, so sehen wir, daß wir dieses Prinzip in vielfältigen Variationen vorfinden. Wir «leben» es. Das heißt: Leben ist ständiger Wechsel zwischen den beiden Polen Halten und Loslassen! Wir sehen es im Einatem und Ausatem, im Aufnehmen und Abgeben. Und wir können auch willentlich unsere Muskeln spannen und loslassen.

Das ist in der Tat gut, denn wie wir in der Betrachtung der verschiedenen Anwendungsgebiete der Progressiven Muskelentspannung sahen, gibt es viele Zustände, die zeigen, daß der Rhythmus gestört ist. Bei vielen Menschen kommt, zumindest zeitweilig, die ausgewogene Balance zwischen der Spannung und Entspannung aus dem Gleis. So halte ich es auch für wichtig, die Wahrnehmung für die Merkmale des Haltens und Loslassens zu üben und zu schärfen. Es soll möglich sein, aus den diffusen Halbspannungen (die oft im Alltag bestehen) in eine entschiedene Haltung herauszutreten: entweder – oder, Halten oder Loslassen, in eindeutiger Klarheit! Statt dem Handeln aus Gewohnheit (wir wissen nur zu gut, daß Gewohnheiten selten zum eigenen Besten sind!) – ein klares Ja zu der einen oder anderen sehr unterschiedlichen Qualität.

Sie spüren schon: Die Übung im Halten oder Loslassen bedeutet auch, sich fähig für eindeutige Entscheidungen zu machen.

4 Halten und Loslassen im täglichen Leben

Wenn Sie schon etwas in den Grundübungen der Progressiven Muskelentspannung geübt sind, können Sie sich eine kleine Zusatzaufgabe stellen: Beobachten Sie, wie es Ihnen gegenwärtig mit dem Halten und Loslassen geht. Sie werden bemerken, daß Sie sich mit dieser Frage auf eine sehr spannende nächste Stufe begeben. Denn über diese einfache Beobachtung bekommen Sie wertvolle Aufschlüsse über Zustände, von denen Sie gerade beherrscht werden, oder vielleicht sogar über Verhaltensmuster, die für Sie typisch sind.

Sie werden erfahren, in welcher der beiden Positionen Sie sich heute wohler oder vertrauter fühlen. Wenn die Spannung für Sie zur Zeit gewohnter ist, gibt es offensichtlich gerade Lebensthemen wie Kraft, Beweisenmüssen, Durchhalten, Entschiedenheit oder auch Wut, Aggression, Rachegelüste, vielleicht auch Themen wie Zusammenhalten, Sich-nicht-entreißen-Lassen und dergleichen mehr.

Steht aber das Loslassen für Sie heute im Vordergrund, so kann das Lebensthemen wie Hergeben, Trennen, Ballast abwerfen, Freiwerden oder auch Einlassen, Empfangen, Weichwerden signalisieren. Unter Umständen hat es auch etwas mit Trauer oder Resignation zu tun.

Alle genannten (und auch nicht genannten) Gefühle und Zustände sind legal und haben ihren Platz im Leben. Sie sollen keinesfalls wegtherapiert werden, denn sie haben sicher ihre Berechtigung. Wie ich aber immer wieder betont habe, ist in der Progressiven Muskelentspannung die Balance eine absolute Zielvorstellung. So ist es überaus nützlich, das Umschalten zu üben: das Hüpfen von einem Zustand in den anderen – innere und äußere Verfassungen auch wieder verlassen können und sich nicht hinein«verkrallen». Genau damit können wir den Mangel an Fähigkeit, zu halten oder loszulassen, ausgleichen. Diese beiden Defizite wollen wir nun genauer betrachten.

4.1 Von einem, der stets «hielt» und «loslassen» lernte

Reinhard arbeitete an einer sehr verantwortungsvollen Stelle in einer großen Firma. Er mußte täglich viele Entscheidungen treffen und Besprechungen leiten. Selbstverständlich war es nicht immer klar, ob die Entschlüsse auch wirklich gut waren und ob alles Wichtige berücksichtigt wurde. So nahm Reinhard die Probleme, die ihn tagsüber beschäftigt hatten, mit nach Hause. Sie «geisterten» ihm während der Heimfahrt im Kopf herum, sie verließen ihn auch abends nicht, und wenn Reinhard schließlich versuchte, Schlaf zu finden, waren sie erst recht da.

Kaum schloß er die Augen, standen die Kontrahenten schon geistig vor ihm. Reinhard hörte die Argumente und Gegenargumente und fühlte, wie sich der Druck, richtig entscheiden zu müssen, wie ein Eisenring um seinen Kopf legte. Es war qualvoll, und es dauerte oft Stunden, bis der Schlaf ihn gnädig von seinen Zwangsgrübeleien erlöste.

Nach längerer Zeit ging Reinhard endlich zum Hausarzt, und dieser empfahl ihm einen Entspannungskurs.

Reinhard befolgte den Rat – er war ein besonders kritischer Teilnehmer. Er hatte sich nämlich durch seine jahrelange Praxis, die Probleme mitzuschleppen, eine wunderschöne Rechtfertigung zugelegt: Er war der Meinung, daß die Qualität der beruflichen Entschlüsse mit der Dauer der inneren Beschäftigung zusammenhänge. Dabei hatte er aber übersehen, daß die Gedanken abends und nachts nicht produktiv weiterbearbeitet wurden, sondern im Kreis gingen.

Es dauerte während des Kurses und danach einige Zeit, bis Reinhard die Unsinnigkeit seiner hartnäckigen Grübelzwänge wirklich erkannte. Dann erst konnte er sich innerlich auf die Entspannung einstellen. Meinem Vorschlag zufolge legte er nun bei den Übungen ein besonderes Augenmerk auf den Aspekt des «Loslassens». Der innerlich gesprochene Satz «Ich kann loslassen» an der Stelle der tiefsten Entspannung unterstützte dieses Vorhaben noch zusätzlich.

Und siehe da: Reinhard gewöhnte sich an, die Heimfahrt von der Firma in der Straßenbahn mit einigen Übungen und Autosuggestionen zu nützen. Der Erfolg stellte sich schließlich ein: Es gelang ihm zusehends, die Büroprobleme auch im Büro zu belassen. Er fand langsam zu einer inneren Türe, die am Feierabend zuging und ihm eine Möglichkeit anbot, abends zu entspannen.

Als erstes fiel es Reinhards Frau auf, daß ihr Mann nicht mehr so geistesabwesend war. Das machte sie sehr zufrieden, denn so erlebte sie ihn sonst nur im Urlaub. Reinhard konnte sich nun besser auf Gespräche, auf das Abendessen, mitunter aufs Fernsehen oder ein Konzert einstellen. Alle diese Freizeitbeschäftigungen bekamen mehr Qualität für ihn. Er hatte mit dem Loslassen des «Denkballastes» seine Sinne frei gemacht, um durch sie hier und jetzt wahrzunehmen. Reinhard stellte erstaunt und dankbar fest, daß sein Leben zunehmend bunter wurde.

Nachdem es ihm möglich geworden war, nach Büroschluß abzuschalten, konnte er in der Folge auch vor dem Schlafengehen besser loslassen. Der Schlaf wurde länger und tiefer. Der so erholte Reinhard saß am nächsten Tag nicht müde und abgespannt bei den Sitzungen und dachte nur ans «Durchhalten» wie früher. Er hatte einen ausgeruhten Kopf, den er auch für seine Überlegungen zu nutzen wußte. Die Entscheidungen kamen schneller und zielsicherer.

Reinhard sah nun klar: Grübeln bringt keine besseren Leistungen, sondern es nimmt Kraft. Viel besser ist es jedoch, durch Entspannung einen «Kippschalter» zu kultivieren und sich jeweils ganz dem Augenblick zu widmen: konzentriert arbeiten – intensiv genießen – entspannt schlafen und dazwischen loslassen.

4.2 Über das «Halten»

Wir sahen die Geschichte eines Mannes, der das «Loslassen» erst lernen mußte. Er war im «Halten» steckengeblieben, auch wenn es ihm im späteren Leben viel Pein bereitete. Wir nennen diesen Vorgang auch «Fixierung» an eine Verhaltensausprägung. Gesund wäre (wie schon mehrmals betont) der flexible Wechsel zwischen beiden Möglichkeiten. Warum ist das aber so oft nicht möglich? Nun – wie immer liegt einer ausgeprägten Haltetendenz ein bestimmter Erziehungsstil zugrunde: Meistens haben zumindest Teile der Ursprungsfamilie Notzeiten erlebt und haben dem heranwachsenden Kind vermittelt, daß es sinnvoll sei, alles Erdenkliche aufzuheben, denn man könnte es noch gebrauchen.

Menschen, deren Familien wie die Eichhörnchen, die für den Winter vorsorgen müssen, leben, übernehmen dieses Muster sehr leicht. Sie haben dabei auch nicht das Empfinden von Überschuß oder Ballast wie andere Mitbürger. Ihnen geben übervolle Schränke ein Gefühl der Sicherheit, das sie unbedingt brauchen.

Bei der Problematik des Haltens geht es aber nicht nur um materielle Vorsorge. Eine nicht unbeträchtliche Anzahl von Menschen erfuhr vielmehr emotionale Notzeiten. Sie haben erlebt, daß die Zeit der Zuwendung, die sie bekamen, äußerst knapp bemessen war. Was lag näher, als daß sie lernten, alle möglichen Verhaltensweisen zu entwickeln, um diese Zeit zu verlängern. Kinder sind da meist sehr einfallsreich: Es werden diverse Nöte vorgeschoben, um endlich mehr Aufmerksamkeit zu bekommen, oder ein «unstillbarer» Erzähldrang wird entwickelt, der das Gegenüber zwingt zuzuhören. Auch wenn die Zuwendung widerwillig gegeben wird, scheint dies besser als gar nichts zu sein.

Auf diese Art lernen Menschen, möglichst alles zu halten, denn loslassen (so haben sie erlebt) bedeutet nicht «weglegen und wieder aufnehmen», sondern daß das jeweilige Objekt für «ewig» verschwindet: Das Essen, das man nicht gleich nimmt, wird von anderen aufgegessen, oder der Vater, den man nicht irgendwie in Schach halten kann, geht weg oder zieht zur Freundin. Menschen, die krampfhaft halten, haben mit Sicherheit einen Mangel oder Verlust erlebt, den sie später vermeiden wollen. Es gibt unzählige Beispiele im täglichen Leben für dieses zähe Halten:

- Die Mutter, die sich an ihr erwachsenes Kind klammert, weil sie sich unbewußt vor der nachfolgenden Leere, dem Mangel an lohnenden Aufgaben und Möglichkeiten für ihr Liebesbedürfnis fürchtet.
- Der Mann, der nichts Altes weggeben kann und dessen Schränke deshalb überquellen.
- Die Frau, die an hartnäckiger Verstopfung leidet, weil auch ihr Körper dabei mitspielt, nichts freiwillig herzugeben (hat doch schon die Mutter mit ihrer Sauberkeits-Töpfchen-Erziehung anno dazumal dem kleinen Mädchen den Körperinhalt dauernd «abzuringen» versucht).

Nicht nur das zu starke oder zu lange Halten, auch das «Nicht-Halten» kann zum Problem werden. Zur Illustration dessen, was ich damit meine, möchte ich Ihnen, lieber Leser, raten, die entsprechende Handbewegung aus der Progressiven Muskelentspannung zu machen. So können Sie sich am besten vorstellen, wie man mit der entsprechenden Verhaltensweise aus dem Rhythmus kommt beziehungsweise sein Repertoire verkleinert.

Also: Halten Sie zuerst einmal die Spannung in den Händen fest! Machen Sie eine Faust, und harren Sie in dieser Position aus, so lange Sie nur können. Sie werden spüren, wie die Hände langsam zu schmerzen beginnen und die Spannung auf den ganzen Körper übergreift. So können wir uns sehr gut vorstellen, wie die Menschen, die aus versteckter Angst immer «halten» müssen, leiden.

Und nun machen Sie das Gegenteil: Spreizen Sie die Finger auseinander, so daß Sie absolut nicht halten können. Sie können nicht einmal kurz zupacken oder auch nur sanft über etwas drüber streichen – die Hände sind wie lahmgelegt! Jetzt können Sie sich vermutlich besser vorstellen, wie es Menschen mit Berührungsängsten geht!

Auch hier gibt es einen Erziehungsstil, der diesen Ängsten einen «guten» Boden bereitete. Wenn Kindern immer wieder gesagt wird: «Laß das!», «Greif da nicht hin!», «Finger weg!», «Das geht dich nichts an!», wenn sie ihre Erkundungsaktionen auf ihre Umgebung oder ihren eigenen Körper starten wollten, dann mußten sie zwangsläufig in eine gewisse Erstarrung verfallen. In späteren Jahren merken sie dann, wie sie einen Panzer der Scheu um sich herum haben, der sie hindert, an Aufgaben oder auch an Menschen spontan heranzugehen. Das Leben besteht für sie aus vielen «Wenn und Aber», denn die Spontaneität wurde konsequent abtrainiert. So ist es weder möglich, den Körper der Partnerin oder des Partners liebevoll zu erkunden, noch kann irgendein «Gebot der Stunde» schnell und zielgerichtet angegangen werden. Bis alle Gewissensfilter durchlaufen sind, ist die Gelegenheit meist vorbei.

Ich kenne aus meiner Arbeit eine große Zahl von Menschen, die unter ihrer zwanghaften Starrheit und ihrem Mangel an inneren Möglichkeiten, zugreifen zu können, sehr leiden: Sie können mit dem Vorgang des «Haltens» gar nicht beginnen.

Dieses Zuviel oder Zuwenig an «Halten» läßt sich mit der Progressiven Muskelentspannung ohne Zweifel beeinflussen. Ich würde allen jenen Menschen, die sich in den vorangegangenen Schilderungen wiedererkannten, anraten, gerade die Handübung öfters im Tage zu machen.

4.3 Von einer, die stets «losließ» und «halten» lernte

Iris war eine sehr magere Frau. Als sie zu mir in die psychologische Praxis kam, sah ich beim ersten Blick, daß sie Schwierigkeiten hatte, ihren Körper ausreichend zu versorgen. Ganz augenscheinlich konnte sie die «Lebensmittel», die der Körper zu seiner Aufrechterhaltung braucht, nicht «halten». In der Tat litt Iris schon seit längerer Zeit unter heftigen Durchfällen, die sie mit keinerlei Diätsünden in Zusammenhang bringen konnte. Auch ihr sonstiges Leben stand in beklemmender Weise unter dem Motto des schnellen «Loslassens»: Iris gab Beziehungen nach kurzer Zeit immer wieder auf. Auch die Jobs wechselten erstaunlich schnell. Gab es etwas, das Iris einmal interessierte, wie ein Hobby oder ein Buch – nach kurzer Zeit erlahmte das Interesse.

Da die Unfähigkeit, etwas zu halten, die Geschichte von Iris wie einen roten Faden durchzog, war klar, daß es sich in dem Fall nicht nur um eine «schlechte Gewohnheit», sondern um ein tiefsitzendes psychisches Manko handelte. Die Entspannungstherapie konnte daher sicher nicht die einzige Maßnahme, aber doch zumindest eine sehr nützliche flankierende Hilfe sein. Iris, die gewisse Widerstände gegen eine längere Psychotherapie mitbrachte, griff zumindest mein Angebot eines Entspannungstrainings auf, und das mußte man jedenfalls nützen. Im Hintergrund hatte ich die Hoffnung, sie vielleicht währenddessen zu einer Weiterführung motivieren zu können.

In der Progressiven Muskelentspannung legten wir besonderen Wert auf das Be-Halten. Typischerweise konnte Iris zwar gut loslassen, aber es bereitete ihr Probleme, einen Muskel ein bißchen länger zu spannen. Die beiden Fäuste machte sie nur andeutungsweise und lasch (wie der Händedruck, den sie mir zur Begrüßung gab). Das war ihr selbst noch nie aufgefallen.

So übten wir, «kräftig zuzupacken» und nach dem Loslassen erneut zu halten. Das Symbol dieser einfachen Handlung sickerte ein und zeigte Wirkung. Iris berichtete, daß sie nun manchmal länger bei einer Tätigkeit bleiben konnte und daß sie sich auch alten Interessengebieten wieder zuwenden konnte. Meine Hoffnungen erfüllten sich: Iris war nun in der Lage, auch psychotherapeutisch länger «dranzubleiben». Wir konnten gemeinsam ihre Probleme weiterbearbeiten. Die Progressive Muskelentspannung hatte uns die Türe dazu geöffnet. Einige Zeit später konnte Iris schließlich eine Ausbildung absolvieren und eine längere Beziehung eingehen.

4.4 Über das «Loslassen»

Auch hier möchte ich Sie auffordern, die entsprechende Handübung mitzumachen. Lassen Sie zuerst einmal zu viel los, das heißt, lassen Sie Ihre Hände auf der Unterlage einfach liegen. Zuerst wird Ihnen das ganz angenehm erscheinen. Irgendwann wird es aber langweilig, und Sie würden gerne wieder etwas tun. Wenn Sie trotzdem in dieser Stellung verharren, beginnen Sie langsam, sich etwa so zu fühlen wie jemand, der zu lange losgelassen hat: Sie spüren sich nicht mehr gut, alles wird irgendwie lasch, weich und diffus. Genau so beschreiben die Klienten, die dieses Problem haben, in der Psychotherapie ihre Gefühle. Sie haben keinen Kontakt zu ihrer Stärke und ihren Fähigkeiten. Auch die Kraft, die einer gesunden Portion Wut innewohnt, ist für sie nicht erreichbar. So trauen sie sich kaum etwas zu und leiden an ihrer vermeintlichen Minderwertigkeit.

Wie kam es dazu?

Der Mensch, der zu lange in der Untätigkeit verharrt, wurde mit Sicherheit in der Kinderzeit nicht dazu ermuntert, die «Dinge des Lebens» anzugehen. Resignation (oder vielleicht auch Depression) waren Familienstil. So lernten sie das Zögerliche, Abwartende, Gehemmte. Wir alle kennen die Situation, wenn man den richtigen Zeitpunkt (zum Beispiel für eine Wortmeldung bei einer Diskussion) verpaßt: Je länger man zuwartet, desto unpassender wird der Gedanke, den man äußern wollte. Schließlich läßt man es und versinkt mitunter in frustriertes Vor-sich-hin-Brüten. Dieses unbefriedigte Gefühl begleitet manche Leute ihr Leben lang. Schon im Kindergarten konnten sie nicht spontan in die Spiele einsteigen, sondern standen so lange auf der Seite, bis sich irgendwer ihrer erbarmte. Und später zögerten sie, dem hübschen Mädchen von nebenan oder dem attraktiven jungen Mann, der immer hersah, ein kleines Zeichen ihres Interesses zu geben. Wenn dann die- oder derjenige längst in anderen festen Händen war, begann das große Klagen.

Wenn Sie, lieber Leser, zu den eher Zögerlichen gehören – üben Sie, sich aus der Untätigkeit zu lösen, damit Sie wieder einmal ihre gute, kräftige Faust spüren können!

Nun sehen wir uns aber auch das Gegenteil an, das zu kurze «Loslassen». Zu diesem Zwecke machen Sie bitte wieder die entsprechende Handbewegung: Machen Sie zuerst eine feste Faust mit beiden Händen, und halten Sie die Spannung aus, solange es nur geht. Wenn es zu sehr schmerzt, dann öffnen Sie die Hände nur für eine Zehntelsekunde und gehen gleich wieder in die Spannung. Falls Sie das längere Zeit durchhalten, werden Sie vermutlich ein unangenehmes Ziehen in den Armen spüren und später vielleicht einen Muskelkater bekommen. Sie haben ohne Zweifel Ihren Händen und Unterarmen keine echte Chance der Erholung gelassen.

Ebenso ergeht es relativ vielen Leuten, die in Entspannungskursen landen. Ihr höchstens angedeutetes Loslassen ist nicht viel mehr als eine Alibihandlung, sie kommen nie wirklich aus der Spannung heraus. An Wochenenden und in Ferienorten lassen sich diesbezüglich aufschlußreiche Studien anstellen: Kaum sind manche Menschen aus dem Auto heraus, stürzen sie sich voll in den «Freizeitstreß». Wen wundert es da, wenn sie sich am Montag oder nach dem Urlaub gar nicht besonders erholt fühlen? Und da die Dauerspannungshalter offenbar den Zusammenhang zwischen ihrem Lebensstil und den durch Streß erzeugten Krankheiten nicht wahrnehmen wollen, sind sie immer wieder erstaunt über ihre Herz-Kreislauf-Beschwerden oder ihre Schmerzen.

Was hindert einen Menschen, dem Körper auch einmal Ruhe zu gönnen?

Nun, dafür gibt es eine Reihe von Gründen. Besonders ein Familienmuster begünstigt (wie immer) diese Tendenz: In manchen Gesellschaftskreisen (besonders im ländlichen Raum) wird sitzenden, ruhigen Beschäftigungen wenig Wert beigemessen. Um nicht als faul zu gelten, sollte man immer in Bewegung sein. Zur Not werden sogar manche Tätigkeiten auf Stunden ausgedehnt, die normalerweise in kurzer Zeit verrichtet werden können. So ist es offenbar besser, jeden Teller einzeln abzuspülen, nachdem er gebraucht worden ist und somit die Hände dreißigmal im Tag im Wasser zu haben, als einen rationellen Abwasch einmal im Tag zu machen und danach gelassen die Zeitung zu lesen. «Immer in Bewegung sein» heißt die Parole.

Auch aus meiner vergangenen Tätigkeit im Krankenhaus kenne ich dieses Verhalten: Jener, der sich bewegt (und wenn er auch nur eilig über den Gang geht), ist offenbar beschäftigt und wird weder durch «lästige» Patienten gestört, noch bekommt er eine Zusatzarbeit. Die erhält jemand, der irgendwo ruhig sitzt. Solche Jahre prägen! Die antrainierte Unruhe läßt sich nicht so leicht abschütteln!

5 Die nützlichen Nebeneffekte der Progressiven Muskelentspannung

Man könnte darüber diskutieren, ob die nun folgenden Nebeneffekte nicht in Wirklichkeit Haupteffekte sind. Für mich sind sie mindestens ebenso wichtig wie die früher beschriebenen Anwendungsgebiete der Progressiven Muskelentspannung. Da sie aber in der einschlägigen Literatur nicht beschrieben sind, möchte ich sie aus Pietät zu Jacobson und seinen frühen Nachfolgern gerne als Nebeneffekte bezeichnen.

Dafür habe ich zwei dieser «Nebeneffekte», nämlich «Halten und Loslassen», zum Titel dieses Buches gemacht. Man möge daraus eigene Schlüsse ziehen.

Die weiteren «Nebeneffekte» (ich möchte sie hier besser «Geschenke» nennen) sind:

- Achtsamkeit
- die Erfahrung der Körpersprache
- der Sinn für das richtige Maß
- die Fähigkeit, klare Entscheidungen zu treffen und
- das Wiederfinden von Wärme und Rhythmus.

5.1 Über die Achtsamkeit in der Progressiven Muskelentspannung

Viele Menschen aus unserem Kulturkreis, die sich erstmalig mit Buddhismus beschäftigen, sind voll Staunen über die Achtsamkeit, mit der in dieser Tradition die Welt bedacht wird. Jedem kleinen Detail um und in sich wird Aufmerksamkeit und Wertschätzung entgegengebracht. Dadurch gewinnt das Leben Qualität, wird bunt und differenziert. Der buddhistische Begriff «satipatthana», den wir im Deutschen mit «Achtsamkeit» übersetzen, setzt sich aus «satti», dem Wort für Bewußtheit und Besonnenheit, und «patthana», dem Ausdruck für Gegenwärtighalten, zusammen.

Wenn wir diese Bedeutungen auf die Ausdrucksweise unserer Progressiven Muskelentspannung übertragen, so sind wir beim «Nachspüren» angelangt: Wir werden uns eines Zustandes (zum Beispiel eines kleinen Muskels) bewußt und halten besonnen kurz inne. Wir stellen wertfrei fest: «So ist es!» So geht es sowohl in der Entspannung als auch in der buddhistischen Achtsamkeit um einen Weg des fortschreitenden (progressiven) Bewußtwerdens. Er führt zu zunehmend höherer Klarheit und Intensität der sinnlichen Wahrnehmung mit dem Ziel, die «Wirklichkeit» besser erkennen zu können.

Ich habe in meiner psychotherapeutischen Tätigkeit häufig feststellen müssen, daß viele Leute ihre Sinne diesbezüglich sehr wenig entwickelt haben. Niemand hat sie dazu angeleitet, ihre Augen und Ohren, ihren Geruchs-, Geschmacks- und Tastsinn wirklich zu gebrauchen. So trifft nur ein kleiner Teil der möglichen Informationen aus der Umwelt wirklich im Bewußtsein dieser Menschen ein. Es entgeht ihnen vieles, und sie können auch die Schönheit, den Reichtum und die Vielfalt aller Dinge um sich beziehungsweise aller Vorgänge in sich kaum unterscheiden oder gar genießen. Das gute Funktionieren ist eindeutig im Vordergrund: Das Auto, die Ehe, die Augen – gleichgültig, was immer es ist –, es soll reibungslos funktionieren.

Daß eine lebendige Ehe keineswegs immer «reibungslos» läuft und daß Augen, deren Sehschwäche mit einer Brille ausgeglichen wurde, zwar «schauen», aber unter Umständen wenig sehen können – das sind Gedanken, die sich nur wenige machen. Um überhaupt zu solchen (und anderen) Gedankengängen zu kommen, braucht man eine große Portion Achtsamkeit dem Leben gegenüber. Da Achtsamkeit aber keinesfalls exklusiv den Buddhisten vorbehalten ist, legen wir in der Progressiven Muskelentspannung besonderen Wert auf das Aufspüren kleiner körperlicher Unterschiede, das Zur-Kenntnis-Nehmen von ständig wechselnden Empfindungen, das Ernstnehmen der Impulse unseres Körpers.

Während die Achtsamkeit im Buddhismus ein Element auf einem spirituellen Pfad ist, beziehen wir sie in unseren Übungen auf uns selbst. Sie wirkt sich aber selbstverständlich auch in allen übrigen Lebenslagen aus. Wer seinen Körper und seine Empfindungen differenziert wahrnimmt, der ist auch fähig, einen Baum ganz anders zu sehen: seine Form, seine Größe, die Struktur der Äste, das Spiel der Farben in den Blättern und vielleicht auch seine Ausstrahlung.

Achtsamkeit in der Entspannung ist eine Übung, die uns auch in unseren Beziehungen zu Menschen, Gruppen, neuen Situationen zugute kommt. Besonders wertvoll ist es, daß wir in der Entspannung lernen und üben, Zustände einfach wahrzunehmen und sie nicht zu werten. Wir stellen das «So-Sein» in der rechten Hand fest und nicht das «Wie soll es sein?» So zum Beispiel die rechte Faust kraftvoll gespannt – besonders der Nagel des Zeigefingers gräbt sich stark ein, der Daumen drückt fest: So ist es!

Mehr und mehr lösen wir uns von den Fragen: Spanne ich zu fest oder zu wenig, zu lang oder zu kurz? Soll ich etwas Besonderes dabei spüren oder eher einen leeren Kopf haben? Bin ich überhaupt zur Entspannung fähig? Sollte ich nicht besser die Zeit für anderes nützen?

Diese Reihe von quälenden Fragen kann niemand beantworten. Sie haben einzig und allein die Funktion zu verwirren und vom Körpergefühl abzulenken: «Ich bin mir meiner Faust bewußt!» Das Üben, einfach den Ist-Zustand wahrzunehmen, entlastet (und ist eines der Kernanliegen der buddhistischen Meditation). So trainiert, ist es zunehmend möglich, den Mitmenschen vorurteilsfrei und aufmerksam entgegenzutreten. Mein Gegenüber bekommt in diesem Augenblick meine ganze Zuwendung: Ich schaue, höre, rieche, vielleicht spüre und schmecke ich auch. Alle meine Sinne sind dazu da, meinen momentanen Gesprächspartner zu erfassen. Das ist das sinnliche «Abenteuer Leben»!

5.2 Die Erfahrung der Körpersprache

Unser Körper spricht eine beredte Sprache. Er hat sie in all den vergangenen Jahren gelernt und erweitert seinen «Wortschatz» ständig. Er hatte viele Lehrer und war unzähligen Einflüssen ausgesetzt. So übernahm er zum Beispiel die Bewegungsmuster der Menschen, die einen in der Kindheit umgaben, ihre Mimik, ihre Gestik und manchmal auch kleine Verhaltensauffälligkeiten. Es gibt Kinder, die hinken, obwohl sie zwei gesunde Beine haben (aber diese Bewegungen bei einer wichtigen Bezugsperson oft beobachteten). Andere wieder übernahmen eine bestimmte schmerzverzogene Grimasse, obwohl sie keineswegs die Schmerzen verspüren, die hinter dem abgeschauten Verhalten stehen. Diese Muster prägen sich sehr schnell und vor allem unbewußt ein. Niemandem ist wirklich klar, woher er die Art zu lächeln, mit den Augen zu zwinkern oder die Stirn in Falten zu legen hat. So entwickelt sich im Laufe der Jahre eine Mischung der verschiedenen Einflüsse, die zur ganz persönlichen und unverwechselbaren Eigenart eines Menschen führt. Das zu verändern liegt mir und der Entspannung fern, denn gerade die Vielfalt und Unterschiedlichkeit von uns Erdenbewohnern macht den zwischenmenschlichen Umgang interessant.

Nun gibt es aber körperliche Verhaltensmuster, die über die persönliche Eigenart hinausgehen. Sie haben zu Verspannungen, Blockaden und in der Folge zu Schmerzen oder Krankheiten geführt. Sie aufzuspüren, zu verstehen und schließlich aufzulösen ist eine wichtige Aufgabe.

Wie kommt es, daß jeder Mensch ganz anders reagiert und keine Spannung der anderen gleicht?

Der Schlüssel zu dieser Verschiedenheit liegt in den unterschiedlichen Lebensgeschichten, die sich im Körpergedächtnis jedes Menschen verwurzelt haben. Dieses Gedächtnis funktioniert noch viel besser als der uns wohlbekannte Speicher aller vergangener Episoden in unserem Gehirn. Die Gehirnwindungen geben manchmal (bei guten Bedingungen) ein Stück der Vergangenheit frei und lassen innere Bilder, Worte, Begebenheiten ins Bewußtsein gelangen. An manche Gedächtnisinhalte (vor allem der ersten Lebenszeit) kommen wir nur sehr schwer heran, und einiges bleibt für ewig verborgen. Das Körpergedächtnis arbeitet noch viel diskreter und gleichzeitig genauer. Wir können heute zwar die Spuren sehen und spüren, die sich im Laufe der Zeit tief eingegraben haben, aber an die Ursprünge können wir uns kaum herantasten. Trotzdem vergißt der Körper absolut nichts. Er «weiß», wie es sich im Mutterbauch anfühlte, welcher Eingriff die Geburt war. Und er vergißt keine einzige der nachfolgenden Verletzungen, die ihm zugefügt wurden.

Wenn sich auch der Betroffene an nichts mehr erinnern kann – der Körper hält sein Wissen aufrecht und richtet sich darauf ein. Er erzeugt hier einen Schutzpanzer und dort eine Schonhaltung. Leiden entstehen, wenn ein bestimmter Bewegungsentwurf (zum Beispiel jemanden abzuwehren oder zuzuschlagen) immer wieder innerlich abläuft, aber gleichzeitig auch gebremst wird (etwa durch das Gewissen, das sagt «Man schlägt nicht zu!»). Diese dauernde, nicht ausgelebte Tonussteigerung der entsprechenden Muskelgruppen setzt sich fest und führt schließlich zu Schmerzen. Selbst wenn die früheren Bedingungen längst nicht mehr vorhanden sind, die Schutzmauern in Form von verspannten, verhärteten Muskeln bleiben noch aufrecht.

Da nun jeder Mensch eine andere Geschichte erlebte und unterschiedlichen Gefahren ausgesetzt war, hat jeder einen Panzer, den das Leben maßgeschneidert hat. Pauschalaussagen über die Verspannungen sind daher nur sehr bedingt möglich. Es wäre vielmehr angebracht, der eigenen Körpersprache (nämlich der Sprache, die der Organismus auf Grund der manchmal schmerzlichen Einflüsse lernen mußte) auf die Spur zu kommen. Das kann nicht nur sehr hilfreich für die weitere Entwicklung, sondern auch außerordentlich interessant sein.

Der Beginn des Abenteuers mag vielleicht ein ausführlicher Blick in den Spiegel sein: Welche Botschaft kommt mir aus meinem Gesicht entgegen? Ist mein Blick müde, resignierend oder kraftvoll und neugierig? Was kann ich aus meinen Falten lernen? Habe ich in meinem Leben mehr gelacht oder mir mehr «verkniffen»? Sagt vielleicht eine tiefe Falte zwischen den Augenbrauen, daß ich in der Vergangenheit (vielleicht schon sehr früh) oft irritiert und überfordert war? Jedes kleine Detail im Gesicht weiß eine spezielle Geschichte zu erzählen ...

Als nächstes lohnt es sich, die Haltung zu betrachten: Wie klein mache ich mich, indem ich Kopf, Schultern und Brustkorb möglichst einziehe? Und was mag wohl dazu geführt haben, daß ich schon von früh an versuchte, mich zu ducken? Hat man mir so wenig Daseinsberechtigung zugebilligt?

Oder vielleicht: Wie groß mache ich mich? Könnte der durchgestreckte Körper, der stolz erhobene Kopf, die zurückgedrückten Schultern zeigen, daß ich krampfhaft versuche, niemals übersehen zu werden (weil ich so Angst davor habe)?

Die kräftigen Schultern, der ausgeprägte Nacken und der

nach unten gedrückt wirkende Körper – deuten sie nicht darauf hin, daß ich schon allzufrüh psychische Verantwortung in meiner Familie übernehmen mußte, so daß ich jetzt nicht nur wie ein Lastenträger aussehe, sondern mich auch so fühle?

Noch vieles andere können Sie aus dem Spiegel erfahren, der Sie eine Reise zu den Einflüssen und Verletzungen der Vergangenheit machen läßt. Aber auch wenn Sie die Augen schließen, sich der Entspannung hingeben und in sich hineinhorchen, können Sie manche Geschichten erfahren.

Sammeln Sie Einfälle zu Ihren Empfindungen. Fragen Sie sich: Was fällt mir dazu ein, daß ich die rechte und die linke Seite so unterschiedlich erlebe? Welche Tätigkeiten fallen mir dazu ein? Wer saß in meiner Kinderzeit am Eßtisch immer rechts von mir, wer links? Gab es eine Wertung meiner Hände in eine «gute» und eine «böse»? Wurde ich vielleicht von Linkshändigkeit auf Rechtshändigkeit umerzogen? Was fällt mir zu meinem schmerzenden Rücken ein? Kommen da vielleicht innere Bilder der Vergangenheit hoch, wie sich der Rücken förmlich aufbäumt unter der Last der Kinderjahre, als allzufrüh die Geborgenheit weichen mußte und Gewalt oder Konflikte das Familienleben beherrschten? Was könnte die Schwäche in den Beinen, der aufsteigende Kopfschmerz bedeuten?

Lassen Sie nicht locker, wenn es nicht gleich Einfälle gibt. Ihr Körper hatte guten Grund, die Hintergründe der besonderen Verspannungen all die Jahre, in denen Sie der Familie ausgeliefert waren, zu verschleiern. Er will jetzt sicher mehrmals «gebeten» werden, bis er langsam den einen oder anderen Zusammenhang freigibt.

5.3 Der Sinn für das richtige Maß

Wir leben in einer maßlosen Zeit – darüber gibt es keinen Zweifel! Die Fülle des Angebotes an Lebensmitteln, Freizeitvergnügungen und dergleichen hat uns alle nicht gerade glücklicher gemacht. In der Erziehung fehlt in der Regel eine Hilfestellung, wie man mit dem Überangebot zurechtkommen könnte. Eine kluge Auswahl und Beschränkung würde ohne Zweifel zu mehr Lebensqualität führen. Tatsächlich gibt es aber eine nie dagewesene Anzahl an Nikotin-, Alkohol-, Drogen- oder Medikamentenmißbrauchern, zahlreiche Störungen im Eßverhalten und eine gewaltige Reizüberflutung durch Fernsehen und andere Medien.

Auch das Aktivitäts- oder Ruhebedürfnis wird häufig nicht mehr bemerkt oder richtig eingeschätzt. So gibt es körperlich völlig unterforderte Menschen, die selbst im Urlaub meinen, daß sie nur im Liegestuhl in der Sonne sitzen sollten (anstatt wenigstens jetzt einen Ausgleich zu schaffen). Andere, die im Alltag ständigem Streß ausgesetzt sind, stürzen sich mit letzter Kraft in aufreibende sportliche Freizeitbetätigungen.

Mit einem Wort: Es ist keineswegs mehr selbstverständlich zu spüren, wo die persönlichen Grenzwerte sind, bis wohin etwas guttut und ab wann es schädlich ist. Trotz all dem Luxus unserer westlichen Welt sind wir offenbar hier ein Entwicklungsland anderer Art: Das innere Maß muß wieder gefunden werden!

Wer allmählich lernt, in sich hineinzuhorchen und die Bedürfnisse wahrzunehmen, wird sehr klar spüren, was er für seine Balance im Moment braucht: Soll wieder mehr Energie und Entschlossenheit gefunden werden? Oder soll eher Ruhe einkehren?

Auch das Endergebnis der Bemühungen wird dann klar spüren lassen: Ich fühle mich ausgeglichen! Ich habe meine verbrauchten Vorräte wieder aufgefüllt!

Ein Beispiel für gelungenes Halten und Loslassen in der richtigen Dosierung möchte ich noch anführen: die sexuelle Begegnung. Wenn Sex befriedigend ist, so ist offenbar das rechte Maß gefunden: anpacken, halten, auch «den anderen meinen» einerseits und loslassen, «mit sich geschehen lassen», zulassen andererseits entsprechen den momentanen Wünschen und Bedürfnissen der Beteiligten. Nicht nur die körperliche, sondern auch die seelische Zufriedenheit spiegelt sehr genau, ob das gemeinsame «Projekt» gelungen ist.

In einer schöneren Form kann Austausch und Ausgleich kaum geschehen.

5.4. Die Fähigkeit, klare Entscheidungen zu treffen

Wie wir schon im Kapitel über die Krisen sahen, haben viele Menschen einen großen Mangel: Sie können kaum Entscheidungen fällen. Es gibt Kulturen, in denen das nicht sehr auffallen würde, weil Individualität nicht gefragt ist. In Japan zum Beispiel wird es sehr geschätzt, wenn die Angestellten (ohne viel nachzudenken) der Firmenideologie folgen. Wir können die Auswirkungen dieses gelenkten Lebens bei japanischen Touristen in aller Welt beobachten. Was einer fotografiert, fotografieren alle; was einer im Restaurant bestellt, bestellen in der Regel alle. Da dieses Verhalten bei uns ins Auge sticht, bestätigt es die Annahme, daß wir andere Lebensregeln haben.

Ein unverwechselbares eigenes Persönlichkeitsprofil ist gefragt, und dazu gehört, daß man zielsicher und prompt weiß, was man will. Nun gab und gibt es noch immer viele Erwachsene (Eltern, Großeltern, Lehrer, Kindergärtner etc.), die es sehr schätzen, wenn ein Kind «pflegeleicht» ist und ihnen wie ein Schäfchen nachfolgt. Hier entsteht ein eindeutiges Dilemma: Wie soll ein Mensch, der als Kind kaum gefragt wurde, was es möchte, als Erwachsener seine Wünsche erkennen? Wie soll er, der niemals gelernt hat, in sich hineinzuhorchen, später seine Bedürfnisse spüren können? Wie soll jemand, dem gegenüber die wahren Motive für Entscheidungen stets verschleiert wurden, später wissen, wie er zu einer Meinung kommen soll? Wie soll ein Kind, das häufig fremdbestimmt wird, später leichten Herzens Verantwortung übernehmen?

Es hat kein entsprechendes Muster in seinem Repertoire, dem es folgen könnte. (In diesem Fall haben vernachlässigte

Kinder den überbeschützten gegenüber in der Folge sogar einen Vorteil. Da niemand ihren Tagesablauf überwachte, mußten sie sehr früh Verantwortung für sich selbst übernehmen. Diese Fähigkeit kommt ihnen mit Sicherheit im weiteren Leben zugute).

Wir erleben in unserer Umwelt, daß sich die Entscheidungsschwachen nach Vordenkern sehnen. Diese Chance nützen Meinungsträger vollends aus: Vor Wahlen wird mit allen Tricks beeinflußt; in der Werbung wird vermittelt, was heutzutage «in» ist, und auch viele selbsternannte «Gurus» haben regen Zulauf. Sie alle ersparen etlichen Menschen das Denken und übernehmen (angeblich) die Verantwortung, vor der sich ihre Anhänger drücken. Sie bieten sich dafür auch als «Sündenbock» für alles an, das nicht funktioniert. Das ist der Preis, den sie bezahlen. So sind dann zum Beispiel die Politiker an allem «schuld».

Manche Menschen haben ihr Leben so eingerichtet, daß sie im Alltag gar nicht merken, daß sie kaum Entscheidungen treffen:

- Einige Chefs sind ohne ihre entscheidungsstarken Sekretärinnen hilflos.
- Viele Ehemänner können ohne ihre Frauen kein Hemd kaufen.
- Es gibt Frauen, die im (häufigen) Zweifelsfall immer sagen: «Da muß ich erst meinen Mann fragen!»

Trotz dieser Arrangements bleibt ein unangenehmes Gefühl zurück: eine innere Leere, die signalisiert, daß der Betroffene in dieser Beziehung in kindlichem Verhalten steckenblieb.

Es wird Zeit nachzureifen!

Die Progressive Muskelentspannung kann hier ohne Zweifel auf eine sehr diskrete, aber wirkungsvolle Weise hilfreich sein. Sie arbeitet indirekt an den zwei wesentlichen Faktoren, die für eine Entscheidung unumgänglich sind: an der Klarheit und an der Übernahme der Verantwortung für sich selbst. Im Halten und Loslassen der Muskeln üben wir die eindeutige Entscheidung für einen der beiden Zustände. Wir treten ganz bewußt und klar aus den diffusen Halbspannungen heraus. Damit beeinflussen wir auch unterbewußt die Möglichkeit, von einem «vielleicht», «ich weiß nicht», «ich kann mich nicht entscheiden» zu einer sicheren Stellungnahme zu kommen.

Neben dieser Eindeutigkeit ist die Selbstverantwortung eines der großen psychischen Zielgebiete der Progressiven Muskelentspannung. Wer durch Entspannung lernt, Körper und Psyche zu beeinflussen, fühlt sich nicht länger dem Schicksal hilflos ausgeliefert wie ein Blatt auf dem schaukelnden Wasser. Es entwickelt sich die Fähigkeit, Kontrolle über das eigene Leben auszuüben. Mit dieser (neuen) Kompetenz lassen sich plötzlich auch Entscheidungen leichter angehen. Das verbesserte Selbstwertgefühl tilgt die Angst vor der erwachsenen Verantwortung, und die neu erlernte Klarheit gibt ein Muster, wie man verschiedene Seiten abwägen und ausprobieren kann, bis man sicher weiß, was die richtige und passende Lösung für die momentane Situation ist.

5.5 Wärme und Rhythmus

Ein Embryo findet im schützenden Bauch seiner Mutter vor allem zwei Bedingungen vor: Wärme und den pulsierenden Rhythmus des mütterlichen Herzschlages. In dieser maximalen Geborgenheit, wie sie niemals mehr nachher erreicht wird, gehört beides untrennbar zum Leben des Ungeborenen dazu. Wen wundert es da, daß wir alle auch in unserem späteren Leben eine große Sehnsucht nach diesen «paradiesischen» Zuständen in uns tragen? Die konstante Wärme, die wir damals erlebten, gibt es so selbstverständlich nie mehr – es sei denn, wir achten selbst darauf!

Und erst der Rhythmus! Den hat in dieser hektischen und denaturierten Zeit doch fast jeder verloren! Wer richtet sich heute schon wirklich nach Tag und Nacht, nach Hunger und Sättigung oder nach einem ausgewogenen Wechsel von Anstrengung und Ruhe? Der Verlust der Balance verdeutlicht, daß wir ein besonderes Augenmerk darauf verwenden müssen, uns wieder selbst einen Rhythmus zu geben!

Ich meine, daß die Progressive Muskelentspannung einen kleinen (für manche Menschen sogar den einzigen) Beitrag zum Wiedergewinn von Wärme und Rhythmus liefern kann. Wie macht sie das – oder besser: Wie können wir uns mit ihr die Bedingungen der Geborgenheit, die uns schon vorgeburtlich so gut taten, selbst liefern?

Sehen wir uns die beiden Aspekte näher an:

Wärme ist, wie wir wissen, nicht nur eine Frage der Außentemperatur. Sie kann in gewisser Hinsicht auch durch Zuwendung erreicht werden. «Ein warmherziger Mensch», «das erwärmt das Herz» – das sind sprachliche Ausdrücke, die diese Qualität bezeichnen. Und genau diese Wärme, die uns innerlich erfüllt, können wir uns auch selbst geben.

Ich spüre bei meiner psychotherapeutischen Arbeit bisweilen dieses innerliche Frösteln, das sich mir übermittelt, wenn Menschen verachtend über sich sprechen und destruktiv mit sich umgehen. Ein wahrer Kontrast dazu ist die Wärme eines gütigen Menschen, der eine gewisse Toleranz sich selbst gegenüber aufbringt und die eigenen Fehler zwar klar sieht, sich aber deshalb nicht gleich verdammt. Diese Zuwendung zu sich selbst läßt sich auch von außen fühlen. Sie zeigt, daß es das Gegenüber «mit sich gut hat».

Genau diese Wärme versucht die Progressive Muskelentspannung in ihren Anwendern zu erzeugen. Die wache Aufmerksamkeit den verschiedenen «Spielarten» des Körpers gegenüber, die einfach akzeptiert, «wie es ist», arbeitet ganz bewußt gegen die vielen Wertungen (und vor allem Abwertungen), die jeder ein Leben lang gespeichert hat. Man kann direkt beobachten, wie mit der Zeit und etwas Übung die Gelassenheit und Toleranz wächst. Etwas Besseres kann man sich kaum schenken!

Ein zweiter wärmender Aspekt ist die Sprache, in der man sich selbst die eigenen inneren Instruktionen bei der Progressiven Muskelentspannung gibt. Sie soll weder befehlend noch fordernd, noch ungeduldig sein, sondern dem Organismus Raum geben, sich auf eine Aufgabe einzustellen. Erst wenn er bereit ist, sich dem nächsten Schritt zuzuwenden, soll er ihn auch gehen. Also: tolerante Aufmerksamkeit statt Druck und Befehl! Ohne Zweifel färbt auch diese Haltung mit der Zeit positiv ab und wird sich optimalerweise auch auf andere Lebensbereiche ausdehnen.

Trost und Zuwendung sind erwiesenermaßen die besten Heilmittel. Kleine Kinder und Jungtiere flüchten bei Schmerz intuitiv zur Mutter. Wenn sie dann ein liebevolles Angenommensein fühlen, werden automatisch die körperlichen und seelischen Verletzungen weniger wichtig. Als Erwachsener ist uns diese Möglichkeit nicht mehr greifbar. Aber es macht einen Unterschied, ob man sich, wenn man sich anstößt, für die eigene Ungeschicklichkeit beschimpft oder ob man sich liebevoll mit der heilenden Handfläche über die schmerzende Stelle streicht. Wenn wir doch alle wissen, wie gut Zuwendung tut – warum geben wir sie uns so selten? Die Entspannung kann ein Stück Unabhängigkeit von anderen mitmenschlichen Trostspendern darstellen, wir können unser Bedürfnis danach zumindest bis zu einem gewissen Grad selbst stillen.

Und nun zum Rhythmus: Daß man sich automatisch sanft rhythmisiert, merkt jeder Anwender der Progressiven Muskelentspannung sehr rasch: man gleitet von einem Zustand in den anderen und wieder zurück. Dieser wiederkehrende Wechsel über etliche Minuten bringt uns in ein ausbalanciertes Gleichmaß.

Wie schon erwähnt, begleiteten uns der mütterliche Herzschlag und die Tätigkeit der Lungen mit allen einschlägigen Geräuschen seit unseren ersten vorgeburtlichen Tagen. Der Rhythmus ist nicht nur ein Synonym für Geborgenheit, sondern für Leben schlechthin. Es gibt in unserer Schöpfung keinen natürlichen Vorgang, der nicht in immer wiederkehrenden, pulsierenden Regelkreisen abläuft. Auch wenn uns das nicht bewußt ist, haben wir es dennoch eingespeichert.

Rhythmus wird als ein Stück Natur angenehm und gesundheitsfördernd erlebt. Viele Naturheiltraditionen anderer Kulturen bauen darauf auf. Die Zeremonien der Medizinmänner, Heiler und Schamanen werden stets mit Trommeln, Rasseln, Klatschen oder Stampfen unterstützt. Seit Urzeiten war es klar, daß im Rhythmisieren schon ein guter Teil der Heilung liegt. Erst die moderne neurophysiologische Forschung konnte eindeutig nachweisen, wie sich dabei die Hirnstromvorgänge verändern, und so die Möglichkeit zu einer körperlichen und seelischen «Umstimmung» schaffen.

In unserer westlichen Kultur haben wir leider selten die Gelegenheit für Heilungsrituale dieser Art, aber wir können uns mit Hilfe der Progressiven Muskelentspannung den regelmäßigen Wechsel von Halten und Loslassen und dadurch eine milde und stets einsetzbare Rhythmisierung «vergönnen».

6 Ein Schritt zu Zentriertheit und Intuition

Dem westlichen Menschen fällt es offenbar schwer zu begreifen, daß die Angehörigen der sogenannten primitiven Völker uns auf einigen Gebieten weit voraus sind. Alles Tun und Handeln wird bei uns durch die fragwürdige Brille des technischen Fortschrittes gesehen. So erscheinen die Bewohner abgelegener Regionen der Welt vielen bedauernswert, weil sie weder Rasier- noch Fernsehapparat, weder Kühlschrank noch Brotschneidemaschine besitzen. Da die gelebte Einheit zwischen Körper und Geist bei uns keinen hohen Wert besitzt und nur einer Minderheit wichtig ist, wird einfach übersehen, daß die Angehörigen der Naturvölker eine viel innigere und natürlichere Beziehung zu ihrem Körper haben.

Aber ehrlich: Hat ein Mikrowellenherd seine Besitzer schon jemals wirklich zufrieden und glücklich gemacht? Natürlich ist er praktisch und erlaubt im modernen Alltag berufstätiger Menschen einige Freiheiten. Aber vermindert er zum Beispiel die Zahl der psychosomatischen Erkrankungen? Offensichtlich wird Lebensqualität aus anderen Quellen gespeist! Wirkliche Zufriedenheit und innere Ausgeglichenheit haben mit den Segnungen der Zivilisation nichts zu tun, sondern sind eine Frage des In-Einklang-Lebens mit sich und seiner Umwelt. Forschungen über Naturvölker zeigen uns sehr deutlich, wie diese ihrer gesunden Intuition noch vertrauen können, während wir «armen» Zivilisierten das meiste Wissen über unsere zielsicheren inneren Kräfte verlernt haben.

Viele tausend Jahre lang wußten Eltern, wie sie ihre Kinder aufziehen und auf die Erfordernisse ihres zukünftigen Lebens vorbereiten sollten. In den letzten Jahrhunderten (und vor allem Jahrzehnten) vergaßen und verlernten sie so viel von ihrem intuitiven Wissen, daß der Schrei nach Elternschulen und ratgebenden Büchern durch die Lande schallt. Nun ist dieses Bedürfnis nach papierenen Ratgebern keineswegs nur eine Mode, sondern entspricht einer traurigen Notwendigkeit. Wir verstehen einfach nicht mehr ausreichend gut, was ein Säugling uns signalisiert. Wir sind irritiert und unsicher. Die vernunftmäßige Ausrichtung in heutiger Zeit hat das natürliche Gespür für das, was wir und unsere Kinder brauchen, derart untergraben, daß wir uns seines Wirkens kaum mehr bewußt sind. Wir können einen über Jahrmillionen gewachsenen ursprünglichen Impuls kaum mehr von einem verzerrten unterscheiden, und das ist in der Tat eine Katastrophe für ganze Generationen und ihre Nachkommen.

Bei aller Hochachtung vor den intellektuellen Leistungen – der Verstand hat so sehr die Oberhand gewonnen, daß wir im Begriff sind, das letzte bißchen sicheres Gespür für die Dinge des Lebens, das anno dazumal hochentwickelt war, zu verlieren. Unser Intellekt hat leider nie sehr viel über die wahren Bedürfnisse des Menschen gewußt. Um besser, natürlicher zu leben, müssen wir daher vom Verstand ein bißchen abrücken und uns mühsam, Schritt für Schritt, den intuitiven Kräften wieder nähern.

Entspannung kann zweifelsfrei hilfreich sein, um wieder Kontakt zum Körper und seinen begleitenden Empfindungen zu bekommen. Es geht um das Finden der «Mitte», das heißt um den Wiedererwerb der Gewißheit: «Ich und nur ich kann in diesem Moment wissen, was für mich gut und richtig ist!» Dieser sichere und feinfühlige Zustand wird «Zentriertheit» genannt. Die Progressive Muskelentspannung kann dazu eine ideale «Rutsche» darstellen.

Es ist mir ein großes Anliegen, sowohl in meinem eigenen Leben als auch als Hilfestellung für andere, den feinen und kenntnisreichen seelischen Bereichen, die wir Intuition oder Instinkt nennen, wieder mehr Raum zu geben. Nur so kommen wir (langsam und ungeübt) aus der Sackgasse der intellektuellen Überbetonung heraus.

Zentriert sein bedeutet aber nicht nur, einen Zugang zum uralten inneren Wissen zu haben, sondern auch, den eigenen Körper wirklich gut zu kennen, mit ihm und seiner individuellen Ausrüstung, seinen Schwächen und Stärken, zu «leben» und die Bedürfnisse sensibel wahrzunehmen. Wer sich in seinem Körper zu Hause fühlt, weiß auch die Muskeln besser und rationeller einzusetzen.

Es gibt völkerkundliche Forschungen, die zeigen, daß die noch ursprünglich lebenden Indianergruppen mit ihrer (an den Weißen gemessenen) relativ geringen Muskelmasse oft unglaubliche körperliche Leistungen vollbringen können. Was ist ihr Geheimnis? Bei näherer Beobachtung erkannte man, daß sie ihren Körper äußerst sparsam, zielgerichtet, eben «zentriert» einsetzen. Erinnern Sie sich in diesem Zusammenhang an die Übungen in der Progressiven Muskelentspannung? Wir versuchten ganz bewußt, bestimmte Muskelgruppen anzuspannen und andere (im Moment nicht gebrauchte) locker zu lassen. Auch das führt zum sparsamen und gleichzeitig kraftvollen Gebrauch des zentrierten Körpers.

Zentrierung und Intuition sind eben keine exklusiven Dinge, sondern sie verbinden uns, Sie und mich, mit der Millionen Jahre alten Entwicklung der Menschheit, lassen uns teilhaben an einem «Körperwissen», das in uns tief verankert ist, aber leider völlig ins Hintertreffen geriet. Jeder Schritt darauf zu wird garantiert belohnt!

7 Ein Wort zum Abschied:
Die Progressive Muskelentspannung als Selbstbedienungsrestaurant

Wir sind nun ein Stück Weg miteinander gegangen, Sie als Leser und ich als Berichterstatterin meiner Erfahrungen. Bevor wir uns wieder voneinander lösen, möchte ich Sie noch einmal in das Selbstbedienungsrestaurant der Progressiven Muskelentspannung einladen!

Das Buffet steht wohlbestückt vor uns, und jedes der Angebote schmeckt nicht nur gut, sondern ist auch bekömmlich! Es gibt opulente Gerichte (wie die Langfassung) und kleine Zwischendurch-Happen (wie das Üben einzelner Teile), es gibt Speisen für den beschaulichen Genießer, aber auch solche für den eiligen Mitbürger. In diesem Lokal kann man sich einfach nur sättigen (das heißt Kraft holen, ohne viel nachzudenken), man kann sich aber auch genüßlich hinsetzen und sich lustvoll allen Zutaten einzeln zuwenden.

Wählen Sie nach «Herzenslust» aus, und bedienen Sie sich!

Guten Appetit!

Literatur

Bayaz A.: Panik über den Wolken. Psychologie heute, 4/1992.
Bernstein D., Borkovec Th.: Entspannungstraining. Handbuch der progressiven Muskelentspannung. Pfeiffer, München 1978.
Blöschl L.: Grundlagen und Methoden der Verhaltenstherapie. Huber, Bern/Stuttgart/Wien 1979.
Brenner H.: Entspannungstraining. Humboldt, München 1982.
Burisch M.: Das Burnout-Syndrom. Springer, Berlin 1989.
Dethlefsen Th., Dahlke R.: Krankheit als Weg. Bertelsmann, München 1983.
Dilling H., Mombour W., Schmidt M. H.: ICD-10. Internationale Klassifikation psychischer Störungen. Huber, Bern 1991.
Fast J.: Körpersprache. Rowohlt, Reinbek bei Hamburg 1971.
Goodman F.: Trance. Gütersloher Verlagshaus G. Mohn, Gütersloh 1992.
Graf Dürckheim K.: Zen und wir. O. W. Barth by Scherz 1988.
Gröninger S., Stade-Gröninger J.: Progressive Relaxation. Pfeiffer, München 1996.
Guttmann G.: Wir lernen lernen. Bundesministerium für Unterricht und Kunst. Wien.
Jacobson E.: Entspannung als Therapie. Progressive Relaxation in Theorie und Praxis. Pfeiffer, München 1993.
Johnen W.: Muskelentspannung nach Jacobson. Gräfe und Unzer, München 1995.
Kaplan H. S.: Sexualtherapie. Enke, Stuttgart 1983.
Kurtz R., Prestera H.: Botschaften des Körpers. Kösel, München 1988.
Lindemann H.: Einfach entspannen. Wilhelm Heyne Verlag, München 1995.
Lowen A. und L.: Bioenergetik für Jeden. Peter Kirchheim Verlag, München 1985.
Lurker M.: Die Botschaft der Symbole in Mythen, Kulturen und Religionen. Kösel, München 1990.

Markgraf J., Schneider S.: Panik. Angstanfälle und ihre Behandlung. Springer, Berlin 1989.
Müller L.: Magie. Tiefenpsychologischer Zugang zu den Geheimwissenschaften. Kreuz, Stuttgart 1989.
Meadows K.: Das Netz der Kraft. Irisiana, München 1993.
Mentzos St.: Neurotische Konfliktverarbeitung. Fischer, Frankfurt am Main 1984.
Oderich P.: Lebe ich richtig? VEB, Berlin 1984.
Ohm D.: Progressive Relaxation. Trias, Stuttgart 1992.
Pöldinger W.: Psychiatrische Aspekte der Angst. Neurologie Psychiatrie. 3/1988.
Riemann F.: Grundformen der Angst. Ernst Reinhardt, München 1975.
Rogers C. R.: Die nicht-direktive Beratung. Kindler, München 1972.
– : Die klientenzentrierte Gesprächspsychotherapie. Kindler, München 1972.
Sammer U.: Die Rollenkonflikte der Mütter. Dissertation, Wien 1981.
– : Autogenes Training/Progressive Muskelentspannung. In: Stumm G., Wirth B.: Psychotherapie, Schulen und Methoden. Falter, Wien 1991.
– : Hypnose und Autosuggestive Methoden. In: Stumm G., Wirth B.: Tür zum Ich. Edition ÖH, Wien 1982.
– : Wendezeit Wechseljahre. Walter, Solothurn/Düsseldorf 1995.
Sammer U., Steinmetz C.: Die Tagebuchtherapie zur Bewältigung von Angst. Forschungsstudie Wien 1986.
Schmidbauer W.: Die hilflosen Helfer. Rowohlt, Reinbek bei Hamburg 1977.
Sharamon S., Baginski B.: Das Chakra-Handbuch. Windpferd, Durach 1989.
Sonneck G.: Krisenintervention und Suizidverhütung. Facultas, Wien 1995.
– : Selbstmorde und Burnout von Ärzten. Psychotherapie Forum Springer, Österreich 1994.
Vaitl D., Petermann F.: Handbuch der Entspannungsverfahren. Band 1: Grundlagen und Verfahren. Band 2: Anwendungen. Beltz, Weinheim 1993.
Wallnöfer H.: Seele ohne Angst. Albert Müller Verlag, Zürich 1988.
Zimbardo P. G., Ruch F. L.: Lehrbuch der Psychologie. Springer, Berlin/Heidelberg/New York 1978.